*ABHANDLUNGEN
AUS DEM BUNDESGESUNDHEITSAMT*

HEFT 1

ZUR GRIPPE-PANDEMIE 1957

*REFERATE UND DISKUSSIONEN
AUF EINER SACHVERSTÄNDIGEN-TAGUNG
AM 25. UND 26. 11. 1957 IN BERLIN*

MIT 22 ABBILDUNGEN
UND 13 TABELLEN

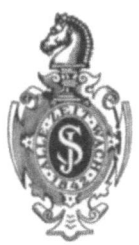

SPRINGER-VERLAG
BERLIN · GÖTTINGEN · HEIDELBERG
1958

Alle Rechte, insbesondere das der Übersetzung in fremde Sprachen, vorbehalten
Ohne ausdrückliche Genehmigung des Verlages ist es auch nicht gestattet,
dieses Buch oder Teile daraus auf photomechanischem Wege
(Photokopie, Mikrokopie) zu vervielfältigen
© by Springer-Verlag, OHG., Berlin/Göttingen/Heidelberg 1958
Softcover reprint of the hanrdcover 1st edition 1958

ISBN-13: 978-3-540-02241-1 e-ISBN-13: 978-3-642-88745-1
DOI: 10.1007/978-3-642-88745-1

Die Wiedergabe von Gebrauchsnamen, Handelsnamen, Warenbezeichnungen usw. in diesem Buche berechtigt auch ohne besondere Kennzeichnung nicht zu der Annahme, daß solche Namen im Sinne der Warenzeichen- und Markenschutz-Gesetzgebung als frei zu betrachten wären und daher von jedermann benutzt werden dürften

Inhaltsverzeichnis

	Seite
Einleitung	1

I. Klinik

Zur Klinik der Influenzaerkrankungen 1957. Von F. O. HÖRING	3
Diskussion	5

II. Kulturelle und serologische Diagnostik bei Influenza A/Asia/57

Anzüchtungen aus Krankenmaterial. Von E. EGGERT	7
Anzüchtung von Influenzavirusstämmen im Robert Koch-Institut 1957. Von G. HENNEBERG	9
Diskussion	11
Bewertung der Komplementbindungsreaktion und Auswahl der Antigene. Von A. KOEHN	13
Diskussion	18
Die serologische Diagnostik mit Hilfe des Haemagglutinationshemmtestes (visuelle Ablesung). Von G. HENNEBERG	19
Photometrische Untersuchungen zur Haemagglutination des Virus A/Asia/57. Von J. DRESCHER	22
Diskussion	30

III. Epidemiologie

Epidemiologie der Influenza 1957 in Mitteleuropa. Von H. RAETTIG	31
Diskussion	38

IV. Influenzaimpfstoffe und Schutzimpfungen

Impfstoffe und Impfungen. Von G. HENNEBERG	40
Über A/Asia/57 - γ - Aluminiumoxyd-Impfstoffe. Von J. DRESCHER	42
Diskussion	48

Einleitung

Der Präsident des Bundesgesundheitsamtes hatte für den 25. und 26. November 1957 die für das Gesundheitswesen der Länder zuständigen Minister bzw. deren Referenten sowie eine Reihe weiterer Sachverständiger zu einer wissenschaftlichen Arbeitstagung über die Grippeepidemie 1957 nach Berlin eingeladen. An dieser Konferenz nahmen folgende Personen teil:

Frau Dr. R. ALTEVOGT,	Hygiene-Institut der Univ. Münster/Westf.
Dr. M. ANTLAUF, Reg. Med. Dir.,	Gesundheitsbehörde Hamburg
Dr. E. BRUGGER,	Innenministerium Baden-Württemberg
Dr. J. DRESCHER,	Wiss. Mitarbeiter im Bundesgesundheitsamt, Robert Koch-Institut, Berlin
Frau Dr. E. EGGERT,	Wiss. Rätin im Landesmedizinaluntersuchungsamt Berlin
Dr. A. HABERNOLL, Min.Rat,	Bundesministerium des Innern, Bonn
Prof. Dr. W. HAGEN,	Präsident des Bundesgesundheitsamtes, Berlin
Prof. Dr. G. HENNEBERG,	Erster Direktor und Professor beim Bundesgesundheitsamt, Robert Koch-Institut, Berlin
Dr. W. HÖPKEN,	Sozialministerium von Niedersachsen, Hannover
Prof. Dr. F. O. HÖRING,	Rudolf-Virchow-Krankenhaus, Berlin
Dr. H. KARL, Min. Rat,	Ministerium des Innern (Nordrhein-Westfalen), Düsseldorf
Dr. H. KOCHS,	Senat für Gesundheitswesen, Berlin
Dr. A. KOEHN, Medizinaldirektor,	Landesmedizinaluntersuchungsamt, Berlin
Dr. W. KREY, Ob.Reg. u. Med.Rat,	Ministerium des Innern (Hessen), Wiesbaden
Dr. CH. LANGE,	Wiss. Mitarbeiter im Bundesgesundheitsamt, Robert Koch-Institut, Berlin
Prof. Dr. H. LIPPELT,	Tropeninstitut Hamburg
Dr. H. MÖBEST,	Wiss. Mitarbeiter im Bundesgesundheitsamt, Robert Koch-Institut, Berlin
Dr. H. F. VON OLDERSHAUSEN,	Oberarzt, Rudolf-Virchow-Krankenhaus, Berlin
Prof. Dr. HJ. RAETTIG,	Wiss. Rat im Bundesgesundheitsamt, Robert Koch-Institut, Berlin
Dr. K. D. SCHULZE, Oberfeldarzt,	Bundeswehr, Inspektion für das Gesundheits- und Sanitätswesen, Bonn, Hardthöhe
Dr. H. SCHWEINSBERG,	Behringwerke AG., Marburg
Prof. Dr. WOLFF,	Staatl. Institut f. Hygiene und Infektionskrankheiten, Saarbrücken.

Nach Begrüßung der Teilnehmer durch den Präsidenten des Bundesgesundheitsamtes und Erläuterung des Charakters der Konferenz betont Prof. HENNEBERG die Notwendigkeit, schon jetzt zu einem Gespräch über die Influenza-Pandemie 1957 zu kommen, obwohl noch keineswegs alle mit ihr zusammenhängenden wissenschaftlichen Probleme einer abschließenden Klärung zugeführt werden konnten. Er berichtet über die Organisation der Grippezentren mit der Zentrale in London und teilt mit, daß die UdSSR, von der seit Jahren keine Seuchenzahlen mehr vorliegen, in Moskau in dem Institut von ZHDANOV ein von der Weltgesundheitsorganisation anerkanntes Grippezentrum unterhält. Die Arbeit der Weltgesundheitsorganisation hat sich bewährt, der Seuchenzug wurde studiert, Stammtypisierungen wurden durchgeführt und Virusstämme für serologische Untersuchungen und für Impfstoffherstellungen abgegeben.

Trotz der starken Auswirkungen der Influenza-Epidemien auf das Individuum und das gesamte öffentliche Leben ist diese Krankheit in den meisten Ländern nicht meldepflichtig. In Berlin besteht eine Meldepflicht für Todesfälle durch Grippe.

Für die im Rahmen der Konferenz vorgesehene Diskussion werden zwei Fragen in den Vordergrund gestellt:
    1. Die serologische und kulturelle Diagnose
    2. Die Prophylaxe der Influenza.

Zu jedem der zur Erörterung vorgesehenen Themen gehören einige Hauptdiskussionspunkte, die auch schriftlich vorgelegt sind und die am Ende der Behandlung der einzelnen Abschnitte Anlaß zu Schlußfolgerungen geben sollen. Die Teilnehmer stimmten diesem Programm zu.

I. Klinik

Zur Klinik der Influenzaerkrankungen 1957

Von F. O. Höring

Die nachfolgenden Erfahrungen basieren auf den Grippefällen der II. Medizinischen (Infektions-) Abteilung des Rudolf-Virchow-Krankenhauses in der Zeit vom 1. 7. bis 22. 11. 1957, insgesamt etwa 250, davon männlich 140, weiblich 110. Altersverteilung: 0—4 Jahre 3, 5—14 Jahre 76, 15—24 Jahre 72, 25 bis 50 Jahre 27, 51—65 Jahre 40, über 65 Jahre 32. Darunter befinden sich etwa 40 Grippepneumonien und 5 (= 2%) Todesfälle (davon 2 Kinder und 2 im Greisenalter).

Insgesamt bietet das klinische Bild der Influenza 1957 nichts prinzipiell Neues. Hier und anderwärts ist jedoch die Schwere der Verläufe und wohl auch die Letalität im Schulkindalter aufgefallen. Durch die theoretischen Kenntnisse über die Pathogenese der Virusgrippe ist unsere klinische Aufmerksamkeit weiterhin auf folgende Punkte gelenkt worden: Den Epitheliotropismus des Virus, die spezifische Organotropie nicht nur zu den Lungen, sondern den gesamten Luftwegen, den Pantropismus, den das Grippevirus mit allen Viren teilt, und das Problem der wechselnden Mischinfektionen.

Epithelio- und Organotropismus verursachen die typische Symptomatik, zu der folgendes gesagt werden kann:

a) Konjunktivitis: Eine solche ist im akuten Stadium häufig und kann sich mitunter — auch einseitig — hartnäckig erhalten.

b) Der nach den Lehrbüchern typische Grippe-Rachen fand sich 1957 nur in einer Minderzahl der Fälle.

c) Dafür ist ein Enanthem, zuweilen haemorrhagisch (Grippepünktchen), häufig, aber nicht charakteristisch.

d) Die Nasenschleimhaut ist mitunter (wie beim Frettchen) stark befallen, was einerseits zu heftigem initialem Nasenbluten, das viermal Tamponade erforderte, andererseits zum Schnupfen und Beteiligung der Nebenhöhlen führen kann.

e) Die Beteiligung der Tonsillen kann zum Vollbild der Angina und bei gleichzeitiger Diphtherieinfektion sekundär zu schweren Diphtherien führen. In einem Flüchtlingslager, in dem ein Kind mit Nasendiphtherie die wahrscheinliche Infektionsquelle war, sahen wir auf diese Weise eine kleine Epidemie ziemlich schwerer Diphtherieverläufe, provoziert durch Virusgrippeerkrankungen, ablaufen, wobei wir dreimal zur Tracheotomie gezwungen waren und ein Kind an schwerer typischer Diphtherie-Myokarditis verloren.

f) Epiglottis und Larynx: Bedrohliche Fälle von Epiglottisoedem und vor allem Pseudokrupp können die Tracheotomie erfordern, sie klingen rasch, meist in ein bis zwei Tagen, wieder ab.

g) Tracheitis bis zur Membranbildung, bei der sich dann meist eine Staphylokokken-Mischinfektion findet, sind (wie bei der Maus) die typischste Symptomatik der mittelschweren und schweren Fälle.

h) Gleiches kann sich besonders beim Kleinkind an Bronchien und vor allem an den Bronchiolen abspielen.

i) An den Lungen werden sowohl reine Viruspneumonien, entweder diffus-interstitiell-miliar oder umschrieben milchglasartig, und oft multipel, als auch mischinfizierte ausgedehnte eitrige Pneumonien beobachtet.

Als *atypische Lokalisationen*, die die haematogene Generalisation im Sinne einer echten zyklischen Krankheit beweisen, ist folgendes zu verzeichnen:

a) Längere, bis zu 14 Tagen dauernde Fieberverläufe ohne Organmanifestation und ohne Mischinfektion, die einem typhösen Bild gleichen und die man früher nicht zur Grippe zählen konnte, können heute durch die moderne serologische Diagnostik ätiologisch als sichere Grippen erkannt werden. Dieses bedeutet einen großen praktischen Fortschritt für die Klinik, die früher solchen Atypien gegenüber resignieren mußte.

b) Ausgeprägte Grippeexantheme können atypisch sein oder sogar einen starken Scharlach vortäuschen.

c) Die Grippe-Myokarditis macht sich bei leichten Verläufen selten klinisch bemerkbar, ist aber bei schweren sicher oft am ungünstigen Ausgang beteiligt.

d) Ob es eine wirkliche Grippe-Hepatitis gibt, bleibe dahingestellt, wir sahen das Auftreten von Hepatitis sowohl unmittelbar nach Grippe als auch Grippe bei schon vorhandener ikterischer Hepatitis.

e) Die Beteiligung des ZNS erlebten wir in Form von Erkrankungen, die klinisch nicht von der immer noch andauernden Meningoenzephalitis-(ECHO 9 oder Coxsackie)-häufung zu unterscheiden waren und nur serologisch sich als Grippe erwiesen, einmal aber auch in Form einer foudroyanten tödlichen Enzephalitis mit aufsteigenden Lähmungen und stärkster Tracheobronchitis, wobei die sichere Unterscheidung von einer Poliomyelitis erst durch den histologischen Befund ermöglicht wurde.

Ein „Panoramawechsel" in bezug auf die bakterielle Mischinfektion ist im Laufe der Jahrzehnte deutlich. Das PFEIFFER-Bakterium ist selten geworden, Strepto- und Pneumokokken sind bei den mittelschweren Verläufen auch 1957 noch häufig, die schwersten Verläufe zeigen entweder von Anfang an oder erst nach Anbehandlung mit Penicillin gewöhnlich haemolytische Staphylokokken. Wir erlebten auch wieder die Aktivierung von Tuberkulosen durch die Grippe, zweimal in Form der Miliar-Tbc. Auf die Provokation der Diphtherie wurde schon hingewiesen, ebenso auf die Frage der Mischinfektion mit anderen Viren, wie Hepatitis-, Poliomyelitis-, ECHO-Viren usw. Dieses ganze für die Grippe so typische Geschehen kann heute zum Teil unter die Parallergie, zum Teil unter den postinfektiösen Hyperkortisonismus subsummiert werden.

An der *Letalität* fiel auch uns wie H. MÜLLER und VEITH [Med. Klin. 44 (1957) S. 1901] die Beteiligung des Kindesalters auf mit toxischen Pneumonien, die sich klinisch merkwürdig wenig manifestieren und ganz überraschend zum Tode führen können, teils als Früh-, aber auch als Spät-Todesfälle um den sechsten bis neunten Krankheitstag. Zwei weitere Fälle verloren wir durch sekundäre Staphylokokkensepsis mit Hirn-, bzw. Muskelmetastasen. Die Beteiligung des Greisenalters am Grippetod, besonders bei Herzkranken, Asthmatikern und Emphysematikern, stellt nichts Neues dar. Einen sogenannten toxischen Grippetod ohne schwerere Organbeteiligung sahen wir nicht und ich glaube auch nicht an ihn.

In der *Therapie* ist auf die Notwendigkeit laufender Sensibilitätsprüfungen der mischinfizierenden Bakterien und der Anpassung der antibiotischen Behandlung an diese hinzuweisen, ferner auf die Möglichkeit, den Infektionskollaps mit Kortikosteroiden zu überwinden. Über das russische Verfahren der Versprayung von Grippeserum besitzen wir keine genügenden Erfahrungen, um es beurteilen zu können.

Als Kliniker ist man durch den großen Fortschritt beeindruckt, den die moderne serologische Diagnostik, besonders in der von HENNEBERG und DRESCHER modifizierten Form, für die Klinik erbracht hat. Wir glauben heute bei negativem Ausfall der serologischen Untersuchung die Diagnose Grippe ablehnen zu dürfen. Unsere klinisch sicheren Fälle waren stets positiv, darüber hinaus aber, wie gesagt, auch solche, die man früher nicht zur Grippe hätte zählen dürfen. Dabei muß freilich betont werden, daß die Bewegung der Titerkurve nur im Zusammenhang mit der Kenntnis des klinischen Bildes richtig gedeutet werden kann.

Aus meinen persönlichen Eindrücken möchte ich darauf hinweisen, daß die Grippe 1957 in Deutschland nicht nur durch die monatelange Dauer der Epidemie, sondern auch klinisch ein anderes und inhomogeneres Bild bot, als ich es im September 1957 in Äthiopien beobachten konnte. Die zahlreichen von dort ans Robert Koch-Institut gesandten Seren waren durchweg gegen den Stamm Asia/1957 signifikant positiv. Dort hat es sich also um eine epidemiologisch und auch klinisch weitgehend einheitliche Explosivepidemie gehandelt, bei der übrigens auch die schweren Verläufe und gesteigerte Letalität im Kindesalter aufgefallen waren.

Diskussion

HENNEBERG: Ist es möglich, auf Grund der Beobachtungen in der Klinik auszusagen, daß sich das Krankheitsbild im Laufe der Wochen der Influenzaepidemie in dem Sinne verändert hat, daß die Krankheitsfälle schwerer geworden sind, oder daß ein Pneumotropismus deutlicher in Erscheinung tritt? Letzteres sollte auch bei den von den Kranken gezüchteten Influenzavirusstämmen geprüft werden. Weiterhin wird gefragt, ob die Komplikationen, die durch die Staphylokokken bedingt sind, mit der Chemotherapie beherrscht werden. MULDER hat empfohlen, daß Personen, die an einer Staphylokokkenerkrankung leiden oder in deren Umgebung Staphylokkenträger sich aufhalten, besonders aufmerksam während einer Grippeerkrankung vom Arzt behandelt werden. Sind Personen, die an Herzkrankheiten, an Herzfehlern, vor allem an Mitralfehlern leiden, besonders gefährdet?

HABERNOLL gibt zu bedenken, daß die Mehrzahl der Fälle nicht in die Klinik kommt. Wenn man vom Gesichtspunkt des praktischen Arztes die ambulanten Grippefälle betrachtet, so entsteht ein durchaus anderes Bild. Eine Vielzahl von Erkrankungen verlief sehr leicht, und ein hoher Prozentsatz auch der Erkrankten konsultierte nicht einmal einen praktischen Arzt.

KREY berichtet über Beobachtungen in Hessen und beschreibt die Ergebnisse von Sektionen von an Grippe Verstorbenen. Personen, die an Alterskrankheiten leiden, waren besonders betroffen, ebenso sind unterentwickelte Jugendliche gefährdet. Es wird von acht Todesfällen unter 25 Jahren aus Darmstadt berichtet. Als Komplikationen traten nekrotisierende Tracheobronchitiden und haemorrhagische Pneumonien auf.

BRUGGER schildert Krankheitsfälle mit meningealen Symptomen, bei denen die Diagnose Influenza serologisch bestätigt wurde. Es ist nicht zu sagen, wie weit bei den so gearteten Fällen ECHO- oder Polioviren eine Rolle spielen.

LIPPELT: In Hamburg traten außerhalb der Klinik Bagatellinfektionen mit kurzfristigem Fieber, Schnupfen und Kopfschmerzen auf; die serologischen Untersuchungen wurden auch auf Adenoviren ausgedehnt. In 250 Fällen war die Komplementbindungsreaktion auf A/Asia/ 57 positiv, dagegen auf Adenoviren negativ. Bei Klinikfällen mit Croup war Tracheotomie notwendig. Aus der Trachea wurde einmal Influenzavirus gezüchtet. Bei zwölf Sektionsfällen wurden elfmal Komplikationen festgestellt. LIPPELT fordert, daß die Staphylokokken besonders genau auf Antibiotikaresistenz und Phagentyp untersucht werden sollten; er fand bei 26 Staphylokokkenstämmen nur 2 gegen Antibiotika resistente. Es werden einige klinische Besonderheiten berichtet: Bei zwei sezierten Todesfällen waren die Nebennieren auffallend vergrößert. Ein Grippefall stellte sich später als eine Laborinfektion mit Fleckfieber bei einem Schutzgeimpften heraus. LIPPELT fragt an, ob Fälle von stummer Feiung mit dem A/Asia/57-Virus beobachtet wurden.

RAETTIG bejaht die Möglichkeit einer stummen Feiung. Bei grippenegativer Anamnese hatte sich bei zwei Mitgliedern des Robert Koch-Instituts ein positiver Influenza-Asia-Titer feststellen lassen.

Von mehreren Diskussionsrednern wird die Differentialdiagnose zwischen der abakteriellen Meningitis, die in den letzten beiden Jahren in Deutschland gehäuft aufgetreten ist, und der Influenza besprochen. Man ist sich darüber einig, daß die gegenseitige differentialdiagnostische Abgrenzung heute besonders schwierig ist, da auch einwandfreie Influenzafälle mit meningitischen Erscheinungen ablaufen können. In solchen Fällen muß die Serologie zur Klärung herangezogen werden.

HAGEN weist an Hand eines von MARTINI berichteten Falles auf die schon früher beobachtete Tatsache hin, daß ruhende Tuberkulosen durch die Grippe in außerordentlicher Schnelligkeit aktiviert werden können. Weiter sind bei der gegenwärtigen Epidemie auffallend lange Rekonvaleszenzen festzustellen.

LIPPELT fielen in letzter Zeit gehäuft Enantheme auch bei Nichtinfluenzakranken auf. Zweiterkrankungen wurden bereits jetzt in Hamburg beobachtet.

v. OLDERSHAUSEN bestätigte, daß Hepatitiserkrankungen während oder nach der Influenza auftraten. Das Vorkommen von Milzschwellungen bei der derzeitigen Grippeepidemie wurde nicht einheitlich beurteilt.

KREY berichtet über Stichprobenerhebungen zur Morbidität der Influenza im Lande Hessen. Als Beispiel wird der Kreis Ziegenhain angeführt, in dem 28000 Personen = 50% der Gesamtbevölkerung, an Grippe erkrankt waren. 4% der Erkrankten wurden klinisch behandelt und 40% gingen zum Arzt. Bei der Mortalität fällt der besondere Befall der hohen Altersklassen auf.

LIPPELT bestätigt nach seinen Erfahrungen die Gesamtmorbidität der Bevölkerung von etwa 40%.

BRUGGER stellt den Befall des Intestinaltraktes während der jetzigen Influenzaepidemie zur Diskussion. In Stuttgart wurden gehäuft Durchfallerkrankungen während der Epidemie beobachtet. Auch v. OLDERSHAUSEN bestätigt, daß auf der Typhus-Abteilung des Rudolf-Virchow-Krankenhauses zu dieser Zeit gehäuft Kranke ohne bakteriologischen Befund behandelt wurden.

KOCHS stellt auf die Frage von HÖRING, ob eine Häufung der Diphtherie während der Influenzaepidemie an anderen Orten beobachtet wurde, für Berlin fest, daß seit Juli eine Häufung von Diphtherie nachweisbar war. Ausgangspunkt für diese Häufungen sind offenbar die Flüchtlingskinder, die in hohem Prozentsatz Diphtherieausscheider sind.

HÖPKEN warnt davor, die klinische Diagnose Influenza zu weit zu fassen. Beispielsweise wurde in der Nähe von Hannover eine Paratyphus-B-Epidemie übersehen, weil sie von den praktischen Ärzten als intestinale Form der Influenza angesehen wurde.

HENNEBERG stellt die Zunahme des Pneumotropismus während der jetzigen Epidemie zur Diskussion. v. OLDERSHAUSEN glaubt, daß die Zunahme der Pneumonien in jüngster Zeit für eine Zunahme des Pneumotropismus spricht. HÖRING meint, daß ein Gestaltwandel der Influenza nicht stattgefunden hat. Dagegen sind die Keime, die bei der Mischinfektion auftreten, andere geworden; früher waren Influenzabakterien und Pneumokokken vorherrschend, während heute die Staphylokokken im Vordergrund stehen. Es ist schwer zu beurteilen, inwieweit die Grippepneumonien allein durch das Virus oder durch sekundäre Bakterieninfektionen verursacht werden. Der postmortale bakteriologische Befund muß kritisch betrachtet werden, weil die Bakterien erst nach dem Tode in das untersuchte Lungengewebe eingedrungen sein können. LIPPELT hat bei den ersten Influenzastämmen vom Typ A/Asia/57 einen ungewöhnlich hohen Pneumotropismus bei der weißen Maus gefunden. RAETTIG stellt fest, daß auch bei den großen Pandemien 1889/90 und 1918/19 wahrscheinlich der Pneumotropismus zugenommen hat, denn die Pneumoniequote stieg während der Epidemie regelmäßig an.

Nach einer kurzen Aussprache über die akuten Grippetodesfälle und ihre Ursachen, die Altersverteilung der jüngsten Epidemie und die Frage, ob es berechtigt ist, die jetzige Epidemie als „mild" zu bezeichnen, faßte HENNEBERG das erste Verhandlungsthema folgendermaßen zusammen:

Die Grippe-Epidemie 1957 zeigt in Einzelfällen gewisse klinische Besonderheiten; bisher unbekannte, neue Symptome oder Krankheitserscheinungen wurden jedoch nicht beobachtet. Offenbar stehen Symptome des Epitheliotropismus im Vordergrund. Bei den Komplikationen der Influenzaerkrankungen sind bei der jetzigen Pandemie Staphylokokken häufiger als früher beteiligt. Ebenso wie in früheren Epidemien kam es auch jetzt in einer Reihe von Fällen nach stürmischem ein- bis zweitägigem Krankheitsverlauf zum tödlichen Ausgang. Auffallend ist, daß unter den Todesfällen eine Häufung in der Altersklasse zwischen 15 und 20 Jahren zu beobachten war. Die serologisch-virologische Diagnostik hat sich bewährt. Sie ist für die klinische Diagnose wichtig und zur Klärung atypischer Fälle heranzuziehen.

II. Kulturelle und serologische Diagnostik bei Influenza A/Asia/57

Anzüchtungen aus Krankenmaterial

Von E. EGGERT

Im Jahre 1953 stand das Landesmedizinaluntersuchungsamt Berlin erstmalig vor der von der Klinik und den Ärzten der Praxis gestellten Aufgabe, Grippeviruserkrankungen serologisch und kulturell zu diagnostizieren. Obwohl wir apparativ nur behelfsmäßig ausgerüstet waren, konnten wir durch tägliche serologische Untersuchungen (HIRST-Test, visuelle Ablesung) dem Landesgesundheitsamt laufend über den Stand der Grippeerkrankungen Auskunft geben. Neben dieser Arbeit glückte uns in vier Fällen die Isolierung eines Virus aus der Rachenspülflüssigkeit. Die Viren wurden in London als zum Typ A/Skandinavien 53 ermittelt. Um Material und Arbeitskräfte zu sparen, wurden die Virusanzüchtungen gezielt vorgenommen. Wir gingen damals wie folgt vor:

Kliniker und besonders interessierte Ärzte der Praxis, die die frischen Fälle, die allein für eine erfolgreiche Anzüchtung in Frage kommen, in erster Linie sehen, wurden gebeten, uns umgehend über Neuerkrankungen zu informieren. Dann wurde sofort ein Bote von uns mit einem Thermosgefäß, das mit einer Kältemischung (Trockeneis + Spiritus) beschickt war, zu dem Patienten geschickt. Der Patient wurde angehalten, mit einer gepufferten Fleischwasserbouillon zu gurgeln. Diese Spülflüssigkeit wurde sofort, d. h. noch am Krankenbett, in die Kältemischung gebracht und tiefgefroren. Gleichzeitig wurde eine erste Blutentnahme vorgenommen. Eine zweite erfolgte acht bis zehn Tage später. Nur wenn der sofort angesetzte HIRST-Test einen positiven Befund ergab, wurde die Spülflüssigkeit auf neun Tage alte bebrütete Hühnereier verimpft (Amniontechnik). Sobald sich Adaptationserscheinungen zeigten, wurde auf die Allantoistechnik übergegangen. Für die „0. Passage" wurden im Durchschnitt zwölf Eier verwandt. Der Antibiotikaschutz bestand aus einer Mischung von Eryzin/Streptomycin und Chloramphenicol. Vom Penicillin sind wir bereits 1953 wegen der Zunahme resistenter Keime im Nasen-Rachenraum abgegangen.

Die Erfahrungen, die wir auf diese Weise bei der Grippewelle 1953 sammeln konnten, sahen wir gewissermaßen als Generalprobe für die Grippepandemie 1957 an. Wir blieben im Prinzip bei dem für das Jahr 1953 geschilderten Verfahren. Die serologische Diagnostik hatte schon in den Jahren zuvor durch die im Landesmedizinaluntersuchungsamt routinemäßig laufende Komplementbindungsreaktion eine Erweiterung erfahren. Wenn man jetzt die erste Phase der Grippewelle 1957 übersieht, so fällt sofort eine Tatsache auf, nämlich daß keine Übereinstimmung zwischen dem Ausfall der Komplementbindungsreaktion und dem HIRST-Test (visuelle Ablesung) besteht. Es wurden anfangs von allen Serumpaaren HIRST-Teste und Komplementbindungsreaktionen angesetzt und verglichen. Späterhin wurde das Hauptgewicht auf die Komplementbindungsreaktion gelegt. Die Auswahl der tiefgefrorenen Rachenspülflüssigkeiten für Eipassagen richtete sich bei dieser Epidemie neben dem klinischen Bild ausschließlich nach dem positiven Ausfall der Komplementbindungsreaktion (Unterschied zum Jahre 1953). Auf diese Weise gelang es uns relativ schnell, 20 Viren zu isolieren.

Zum Zeitpunkt dieses Berichtes waren vier Viren im Robert Koch-Institut einer Typenvorbestimmung unterzogen worden, die ergab, daß sie zur Gruppe der „Asia-Viren" gehören. Inzwischen liegt uns auch der Bericht des Weltgrippezentrums in London vor, wonach zwei der eingesandten Viren charakteristische Asia-Viren sind, die beiden anderen wahrscheinlich Asia-Viren in der Q-Phase. Gegen sie sollen Frettchen-Antisera hergestellt werden. Diese Mitteilung erscheint uns in zweierlei Weise interessant. Einmal könnte die Q-Phase der Grund dafür sein, daß unsere HIRST-Teste negativ ausfielen, wie HENNEBERG in seinem Referat ausführte. Zum anderen könnte das Asia-Virus auf seinem Weg um die Welt bereits eine gewisse Wandlung erfahren haben. Wir haben seit der 6. Passage unseres Stammes 109 (jetzt A Berlin 502/57) diesen auch zur Antigenherstellung benutzt und in der Komplementbindungsreaktion eingesetzt. Wir fanden, daß sich das Antigen von Berlin 502 in der überwiegenden Mehrzahl dem Singapur-Stamm entsprechend verhielt. Besondere Aufmerksamkeit widmeten wir isoliert aufgetretenen positiven Reaktionen mit dem Stamm 502, die wir sowohl in der Komplementbindungsreaktion als auch im HIRST-Test beobachteten und die wir im Sinne einer Variation des Asia-Virus deuten möchten.

Am leichtesten gelang uns die Virusanzüchtung und die Titersteigerung, wenn die Viren von Patienten stammten, die erst kurzfristig erkrankt und noch nicht behandelt waren. Wir haben von einigen Fällen, von denen wir innerhalb von 3 bis 20 Stunden nach der Erkrankung die Spülflüssigkeit gewinnen konnten, bereits in der „0. Passage" bei einem hohen Prozentsatz der beimpften Eier einen deutlichen Titer gegen menschliche Erythrozyten und zum Teil schon gegen Hühnererythrozyten gesehen. Um den dritten zum vierten Krankheitstag hin werden die Anzüchtungsergebnisse immer häufiger ergebnislos. Das deutet sich auch bereits in der Komplementbindungsreaktion an. Die sichersten Anzüchtungsergebnise gibt es, wenn in der Komplementbindungsreaktion, beginnend bei einer Serumverdünnung von 1:5, das erste Serum noch negativ und das zweite 8 bis 10 Tage später abgenommene positiv reagiert, d. h. etwa bis zu einer Serumverdünnung 1:20 oder 1:40 eine ++++-Reaktion zeigt.

In diesem Zusammenhang ist der folgende Fall besonders interessant: Eine Rachenspülflüssigkeit wurde ergebnislos über drei Eipassagen geschickt, obwohl aus den Komplementbindungsreaktions-Titern des ersten Serums bereits geschlossen werden durfte, daß die Abnahme der Spülflüssigkeit jenseits des dritten Krankheitstages erfolgt sein mußte. Die Klinik behauptete jedoch strikt, daß der Patient zwar schon mehrere Tage bei ihnen liege, aber nicht wegen einer Grippe, sondern wegen Herz- und Kreislaufstörungen. Fieberhaft erkrankt wäre der Patient erst seit zwei Tagen. Folgende Komplementbindungsreaktions-Titer des ersten Serums wurden in diesem Fall ermittelt: FM_1 1 : 40 ++++, 1 : 80 ++, Dutch 1 : 40 ++++, 1 : 80 +++, Singapur 1 : 10 +++. Der negative Ausfall unserer Anzüchtungsversuche bestätigte also unsere allein auf Grund der Komplementbindungsreaktion ausgesprochene Behauptung.

Die Komplementbindungsreaktion erwies sich uns nicht nur als sicherer Führer bei der Auswahl der zur Züchtung geeigneten Spülflüssigkeiten, sondern zwang im Falle des negativen Ausfalles zur Revision der Diagnose. So konnte in einem Falle eine frische atypisch beginnende Tuberkulose mit dann im Sputum massenhaft nachgewiesenen Tuberkelbazillen ermittelt werden.

Aus der Reihe der im großen und ganzen typisch verlaufenden Krankheitsfälle, aus denen wir Viren isolieren konnten, verdient der Fall eines aus Istanbul stammenden Kaufmanns, der sich auf einer Geschäftsrundreise befand, besonderes Interesse. Er erkrankte im Flugzeug akut mit Kollaps und wurde sofort ins Krankenhaus gebracht. Aus dem Gurgelwasser konnten wir ein Virus isolieren, das aus dem kleinasiatischen Raum stammt, und dessen spätere Typisierung ein typisches Asia-Virus ergeben hat. Es handelte sich hier um einen komplikationslosen Verlauf, denn der Patient verläßt bereits zwei Tage später seiner Geschäfte wegen die Klinik. Auch in diesem Falle war die Komplementbindungsreaktion des einzigen uns zur Verfügung stehenden Serums negativ.

In einem Falle gelang uns die Isolierung eines Virus aus Leichenlungenmaterial. Es handelte sich in diesem Falle um einen 71 Jahre alten Mann, der akut an Virusgrippe mit schwerer haemorrhagischer Bronchitis und ausgedehnten Pneumonien im rechten Lungen-Unter- und -Mittellappen erkrankt war. Die Krankenhausaufnahme erfolgte am sechsten bis siebenten Krankheitstag bei Temperaturen von 39,6°, schwerste Dyspnoe und Zyanose. Trotz intensiver Kreislaufbehandlung trat der Tod zwölf Stunden nach Krankenhausaufnahme ein. Die Sektion bestätigte den klinischen Befund. Die Komplementbindungsreaktion des einzigen zur Verfügung stehenden Serums zeigte eine ++++ -Reaktion bei 1 : 10 und eine ++ bei 1 : 20 für den Stamm B-Lee und eine +-Reaktion bei der Serumverdünnung 1 : 10 für den Stamm Singapur. Eine Typisierung dieses Stammes liegt zur Zeit noch nicht vor.

Anzüchtung von Influenzavirusstämmen im Robert Koch-Institut 1957

Von G. Henneberg

Insgesamt konnten seit Beginn der Epidemie 27 Rachenspülwasser von 17 Kranken und zehn Umgebungspersonen untersucht werden. Sektionsmaterial stand in Westberlin nicht zur Verfügung. Es wird vorgeschlagen, daß kurz nach dem Tode mit weiter Kanüle die Lunge punktiert und Material zur virologischen Untersuchung angesaugt wird. Insgesamt wurden neun Stämme aus den 27 Untersuchungsproben gezüchtet, und zwar sechs Stämme von den 17 Kranken (0. bis 3. Krankheitstag) und drei Stämme von den zehn Umgebungspersonen. Die Rachenspülwasser wurden 1 bis 59 Tage vor der Verimpfung bei —70° gelagert und auf dem Brutei durch Amnionbeimpfung angezüchtet. Die zweite Amnionpassage war in der Regel positiv; die Haemagglutination auf dem Objektträger war meist sehr zart und schnell vergänglich. Erst später wurden die Agglutinationen deutlicher und im Titer ansteigend. Dies stimmt mit den Angaben der internationalen Literatur überein.

Die Stämme können gegen ein Antiserum Asia/57 eindeutig typisiert werden, wenn mit Cholerafiltrat gearbeitet wird (vgl. Tab. 1). Die ersten vier Stämme wurden aus der Influenza-Zentrale in London als A/Asia/57-Stämme bestätigt, drei davon lagen in der Q-Phase vor.

Nach ANDREWES befinden sich viele frisch isolierte A/Asia/57-Stämme in der Q-Phase. Sie reagieren im HIRST-Test kaum mit homologen Seren, jeweils aber gut auf spezifische Antiseren gegen A/Asia/57 nach Infektion von Frettchen.

Tabelle 1. *Ergebnis der Antiserumaustestung von 6 im Robert Koch-Institut isolierten Influenzastämmen gegen Typ A (Dutch), Typ A/Asia/57 und Typ B*

Stämme	A/Bln/7/56	A/Asia/57	B/Bln/7/55
36/57	< 1 : 24	1 : 12 800	< 1 : 24
37/57	< 1 : 24	1 : 6400	< 1 : 24
42/57	< 1 : 24	1 : 6400	< 1 : 24
43/57	< 1 : 24	1 : 3200	< 1 : 24
44/57	< 1 : 24	1 : 800	< 1 : 24
70/57	< 1 : 24	1 : 3200	< 1 : 24

Von TANG FEI-FAN erfuhren wir während der internationalen Besprechung in Opatija (September 1957), daß die ersten Stämme, die im Frühjahr 1957 in China isoliert wurden, in verschiedenen Phasen vorgelegen haben. Die Phase I reagierte mit Rekonvaleszenten- und Hühnerimmun-Serum, die Phase II reagierte nicht mit Rekonvaleszenten-Serum aber gering mit Hühnerimmun-Serum, die Phase II ist ein schlechtes, schwaches Antigen und bringt keine Antikörpertiter hervor; sie kann durch Mäusepassage in die Phase I übergeführt werden.

Auch wir beobachteten interessante Antigenabweichungen, die sich im Agglutinationshemmtiter ausdrückten. In Tab. 2 sind zwei Brüder am 21. bzw. 31. Tag nach Beginn der Influenzaerkrankung serologisch gegen vier Stämme getestet worden. Wichtig ist, daß beide Patienten gegen den eigenen A/Asia-Stamm 70/57 wesentlich höher reagierten als gegen den A/Asia-Stamm, den wir über die Weltgesundheitsorganisation aus dem Beginn der Pandemie erhielten.

Tabelle 2. *Antikörpertiter der Brüder V. u. H. nach Influenzaerkrankung gegen 4 verschiedene Antigene. Der Stamm Asia 70/57 wurde aus dem Pat. V isoliert*

Krankheitstag	Hemm-Titer gegen:			
	A/Bln/7/56 Dutch	A/Asia/1/57	B/Bln/7/55	Asia 70/57
V (21)	1 : 200	1 : 96	1 : 48	1 : 1600
H (31)	1 : 96	< 1 : 48	< 1 : 48	1 : 800

Es muß darauf hingewiesen werden, daß wir im Robert Koch-Institut die Diskrepanz zwischen dem Haemagglutinations- und dem Infektionstiter, wie er in der Literatur beschrieben wird, bestätigen konnten (vgl. Tab. 3). Wir glauben, die Ursache für diese Diskrepanz gefunden zu haben, wie DRESCHER später zeigen wird.

Die elektronenoptische Darstellung der neu isolierten Stämme zeigt keinen prinzipiellen Unterschied zur Morphologie der früher isolierten Stämme anderer Typen.

Zusammenfassend kann festgestellt werden, daß die Stammanzüchtung ohne besondere Schwierigkeiten gelingt, und daß die Agglutination zunächst auffallend zart ist und leicht übersehen werden kann, da der Agglutinationstiter der Stämme mäßige Werte erreicht und demgegenüber der Infektionstiter unverhältnismäßig hoch liegt.

Tabelle 3. *Vergleich von Haemagglutinations- und Infektionstiter bei 4 im Robert Koch-Institut isolierten Influenzastämmen vom Typ A/Asia/57*

Stamm	Haemagglutinations-Titer	Infektions-Titer
36/57	1 : 80	10^{-7}
37/57	1 : 320	10^{-8}
42/57	1 : 100	10^{-8}
43/57	1 : 200	10^{-8}

Weiter ist festzuhalten, daß der Asiastamm als Subtyp noch in seinen antigenen Eigenschaften labil ist. Es wird zu diskutieren sein, ob man das Antigen des Asiastammes mit Recht als schwach bezeichnen darf. Schließlich steht noch nicht fest, ob die Asiastämme besonders toxisch sind; entsprechende Untersuchungen wurden begonnen.

Eigene Erfahrungen über die Kultur der Influenzastämme im Affennierengewebe und mit dem Adsorptionshaemagglutinationshemmtest nach SHELOKOV (USA) liegen noch nicht vor.

Diskussion

EGGERT: Aus einem typischen Grippefall wurde ein Influenzastamm Nr. 109 isoliert, der in der 6. Passage so gut wuchs, daß er als Antigen benutzt wurde. Es war auffallend, daß mit Hilfe dieses Stammes einige Influenzaverdachtsfälle als positiv herausgegeben werden konnten, die mit dem alten A/Asia/57-Stamm aus Singapur negativ reagiert hatten. Die Anzüchtung der Stämme hat keine besonderen Schwierigkeiten gemacht; das Gurgelwasser wurde mit Streptomycin, Erythromycin, Chloromycetin und Mycostatin versetzt. Insgesamt wurden 18 Stämme angezüchtet; verschiedene Stämme sind noch in Arbeit. Unter diesen befinden sich zwei, bei denen möglicherweise die Isolierung des Influenzastammes aus einem Rezidiv und einem Enzephalitis-Sektionsfall gelingt.

Zur praktischen Durchführung der Anzüchtungen: Um Material zu sparen, wird die erste serologische Untersuchung abgewartet, bevor die Anzüchtung begonnen wird. Sie wird nur durchgeführt, wenn das serologische Ergebnis den Verdacht auf Influenza bestätigt.

LIPPELT bestätigt, daß die Isolierung von Influenzavirusstämmen keine Schwierigkeiten macht, wenn die Zusammenarbeit zwischen der materialentnehmenden Klinik und dem Laboratorium gut eingespielt ist. Bouillon hat sich als Rachenspülflüssigkeit am besten bewährt. Auch aus Nasenschleim, Trachealsekret und Sektionsmaterial konnten Stämme angezüchtet werden. Die antibiotische Behandlung reicht nicht in allen Fällen aus, um die bakterielle Flora zu unterdrücken. Es gelang in diesen Fällen, durch intranasale Mäusepassagen bakterielle Verunreinigungen auszuschalten.

HÖPKEN berichtet aus Hannover, daß die Anzüchtung von zwei Stämmen aus zehn Rachenspülflüssigkeiten gelang.

SCHULZE weist darauf hin, daß sich im Ausland Magermilch als Rachenspülflüssigkeit bewährt hat.

KREY verliest den folgenden Beitrag von Prof. Dr. HERZBERG, Hygiene-Institut der Universität Frankfurt, vom 22. 11. 1957:

Über die diagnostischen Untersuchungen, die im Hygiene-Institut der Stadt und der Universität während der Grippeepidemie 1957 durchgeführt worden sind, kann ich bisher in ganz groben Umrissen folgende Befunde mitteilen.

1. Serologisch

Mit den Komplementbindungs-Untersuchungen auf Grippe begannen wir Mitte Juni, als uns der A/Asia/57 (Singapore) Stamm zur Verfügung stand. Bis Mitte September ergab sich in 275 Serumproben kein positiver Fall, wenn man für eine positive Reaktion 1 : 20 ++++ verlangt. Auf diesen Wert ist auch LIPPELT heruntergegangen, während sonst für eine positive KBR bei Typ A hier früher 1 : 40 ++++ verlangt wurde. Ab 16. 9. 57 sind die ersten Komplementbindungen positiv. Von da ab wurden bis zum 17. 11. 57 über 1000 Sera mit der KBR untersucht. 339 Sera waren mit dem Singapore-Antigen positiv, 24 weitere positive Sera reagierten nur mit anderen Antigenen, z. B. FM_1, PR 8, einzeln oder gemeinsam. Reine A/Asia Komplementbindungen ohne Reaktion mit den anderen A-Stämmen wurden 96 mal gesehen. In 172 Fällen reagierte A/Asia mit FM_1 gleichzeitig. Auf der Höhe der Epidemie reagierte an einzelnen Tagen fast die Hälfte der eingesandten Seren in der KBR positiv. Nachdem einige Virusstämme aus Rachenspülwässern und aus Sektionen isoliert worden waren, wurden aus diesen neue Antigene zur KBR hergestellt. In Vergleichs-Untersuchungen mit den gleichen Seren am gleichen Tag ergaben sich in der Titerhöhe keine Unterschiede zu unserem Antigen aus dem Singapore-Stamm, unter der Voraussetzung, daß die Antigene etwa gleich frisch waren. Es wurde stets Allantoisflüssigkeit ohne weitere Konzentration verwendet. Sie ergaben im Durchschnitt eine Haemagglutination in der Verdünnung 1 : 320 bis 1 : 640.

2. Stamm-Isolierung

Im Hygiene-Institut Frankfurt/M. sind bisher 14 Virus-Stämme isoliert worden, davon 11 aus Rachenspülwässern, 3 aus Sektionsfällen. Es war von Anfang an auffallend, wie leicht die Übertragung aus Rachenspülwasser auf das Amnion erfolgte. Von 12 untersuchten Spülwässern waren 11 positiv. In der Regel ist schon die erste Amnionreihe positiv, zuweilen auch gleichzeitig Amnion und Allantoisflüssigkeit. Die gewonnenen Stämme verhalten sich bezüglich ihres Titers sehr unterschiedlich. Geprüft wurde stets mit Hühnerblut und Menschenblut der Gruppe 0. Einige erreichen in kurzer Zeit Titer von 1 : 320 bis 1 : 640, andere machen größere Schwierigkeiten. 7 Stämme sind von uns im Agglutinations-Hemmungstest mit Meerschweinchensera bestimmt worden. Es ergab sich Übereinstimmung mit dem Stamm A/Asia/57 (Singapore). 6 Stämme wurden nach London geschickt und von ISAAKS typisiert. 4 Stämme waren einwandfrei A/Asia, bei einem fünften Stamm liegt das Endergebnis noch nicht vor, der sechste war nicht angegangen. Aus 4 Sektionsfällen wurden 3 mal Influenza-Virusstämme gezüchtet, und zwar aus der Lunge oder aus Lunge und Trachealschleimhaut. Bakteriologisch ergab sich auch hier in allen diesen Fällen eine massive sekundäre Infektion mit Staph. aureus haemolyticus. Es sei in diesem Zusammenhang die Frage gestellt, ob Sektionsfälle bekannt geworden sind, bei denen eine solche Sekundärinfektion nicht gefunden wurde, die man als reinen Influenzavirus-Tod auffassen könnte.

3. Tierversuche

Den Stamm A/Asia/57 (Singapore) haben wir, gleich nachdem wir ihn von ANDREWES erhalten hatten, auch auf Mäuse überimpft. Die Anpassung gelang, und zur Zeit liegt die 65. Passage vor. Mit der Verdünnung 1 : 10 geimpfte Mäuse starben zwischen dem 6. und 7. Tag mit einem ++++ Lungenbefund. Pneumonische Herde werden noch mit der Verdünnung 10^{-6} erzielt. Mit der 20. Mäusereihe wurde ein Aluminium-Hydroxyd-Phenol-Adsorbat-Impfstoff aus Mäuselunge hergestellt. Mit ihm wurden Meerschweinchen immunisiert, um Sera für den Agglutinations-Hemmungstest zu bekommen. Der Titer dieser Sera betrug 1 : 256. Weitere Untersuchungen über die Wirksamkeit der aus Mäuselunge hergestellten Impfstoffe und Vergleiche mit Überkreuzinfektionen sind im Gange.

v. OLDERSHAUSEN stellt fest, daß die Forderung der Materialentnahme bis zum 3. Krankheitstag für Kliniker zumeist nicht zu erfüllen ist. Was die Isolierung eines Virus aus dem Liquor oder dem Gehirnmaterial betrifft, so muß man vorsichtig sein, einen solchen Befund im Sinne einer echten Meningoenzephalitis zu bewerten.

SCHWEINSBERG berichtet über den Fall einer Laboratoriumsinfektion durch Verspritzen von Infektionsmaterial in das Auge. Nach drei Tagen entstand eine Konjunktivitis, aus der das infizierende Virus wieder angezüchtet werden konnte.

In der anschließenden Diskussion zwischen LIPPELT, HENNEBERG, SCHWEINSBERG und HÖPKEN wird die Frage erörtert, ob die A/Asia/57-Stämme generell als schlechte Antigenbildner hingestellt werden dürfen, wie dies in der Literatur zumeist getan wird. Es wird herausgearbeitet, daß zwar viele der neu isolierten Stämme zunächst in der Haemagglutination niedrige Titer aufweisen, daß aber bei Immunisierungsversuchen hohe antigene Wirksamkeit erweisbar ist. HENNEBERG weist auf die später folgenden Ergebnisse des Robert Koch-Institutes zum Thema IV, Impfungen, hin. LIPPELT stellt fest, daß es verwunderlich sei, daß der Singapur-Stamm trotz der zahllosen Passagen im Menschen noch keine antigene Abweichung gezeigt habe.

Bewertung der Komplementbindungsreaktion und Auswahl der Antigene

Von A. KOEHN

Seitdem Antigen im Handel erhältlich ist, wurden in den Medizinaluntersuchungsämtern Grippekomplementbindungsreaktionen ausgeführt. Die Untersuchungen wurden mit der Kältebindungsmethode unter Austitrierung der Seren vorgenommen. Der niedrigste angesetzte Titer war im allgemeinen eine Serumverdünnung von 1:5. Die Grippekomplementbindungsreaktionen erfolgten grundsätzlich in einem Reaktionsband, bei dem Antigene der Stämme PR 8, B (Lee), FM_1 verwendet wurden. Außerdem wurden bei Pneumonien grundsätzlich Reaktionen mit Ornithose-Antigen ausgeführt, wodurch im übrigen eine kleinere Ornithose-Epidemie entdeckt werden konnte. Das gleiche Verfahren hat sich bei den Komplementbindungsreaktionen auf Poliomyelitis (Technik nach HENNESSEN) bewährt, wobei ebenfalls in das Reaktionsband Mumps-Antigen eingefügt war.

Seit Beginn des Jahres 1957 wurde zur Spezifizierung der Erkrankung ein Antigen bei den Grippereaktionen eingesetzt, das mit dem Stamm A Dutch hergestellt war. Da dieses Antigen nicht im Handel erhältlich war, wurde es zumeist im Dialysierverfahren im Viruslaboratorium des Landesmedizinaluntersuchungsamtes hergestellt und an die Medizinaluntersuchungsämter Schöneberg und Charlottenburg abgegeben. Die Zahl der Untersuchungen bewegte sich in begrenztem Rahmen. Mit ihrer Hilfe konnte wahrscheinlich gemacht werden, daß es sich bei der kleineren Grippewelle von März bis Mai 1957 um Dutch-Infekte gehandelt hat.

Nachdem damit zu rechnen war, daß die Pandemie mit Asia 57 auch Berlin erreichen würde und die Notwendigkeit bestand, bereits die ersten Fälle des Einbrechens der Epidemie zu erfassen, wurde mit dem vom Robert Koch-Institut erhaltenen Virusstamm A Asia (Singapur) ebenfalls Antigen für die Komplementbindungsreaktion im Landesmedizinaluntersuchungsamt hergestellt und an die genannten Untersuchungsämter abgegeben. Mit Hilfe dieser Methodik konnte wahrscheinlich gemacht werden, daß im Juli 1957 noch keine nennenswerten A-Asia-Grippefälle in Berlin auftraten. Von 84 Untersuchungen einzelner Blutproben hatten in beiden Untersuchungsämtern (Landesmedizinaluntersuchungsamt und Medizinaluntersuchungsamt II Charlottenburg), deren Zahlen gleichsinnig ausgewertet werden konnten, nur zwei Komplementbindungsreaktionstiter über 1:20 für FM_1. Im August 1957 traten dann die ersten Fälle auf, bei denen das Sing-Antigen gleichzeitig in jeweils gleicher Titerhöhe mit dem Dutch-Antigen positive Reaktionen ergab. Im Monat September stieg die Zahl der Einsendungen erheblich und verdoppelte sich im Oktober sogar noch gegenüber dem Vormonat. Hier traten in zunehmendem Maße positive Reaktionsausfälle mit Dutch + Sing auf, die eindeutig ein Abbild der Ausbreitung der Asia-Grippe reproduzierten.

Ähnlich wie durch die organisatorische Zusammenfassung der Untersuchungsämter die epidemiologische Diagnostik mit Hilfe der Komplementbindungsreaktions-Untersuchungen vorgenommen worden war, wurde auch der virologische Fallnachweis versucht. Aufgabe dieser Untersuchungen sollte es sein, die ersten Asia-Grippefälle virologisch zu sichern, autochthone Grippestämme für Antigen-Vergleichsuntersuchungen und notfalls Impfstoffherstellungen zu gewinnen und dann im Verlauf der Epidemie etwaige Virus-Variationen zu erfassen.

Aus laboratoriumstechnischen Gründen und da in Analogie zu bereits bekannten serologischen Untersuchungen möglicherweise mit dem früheren Auftreten komplementbindender Reagine und auch mit einem signifikanten Titerablauf während der klinischen Erkrankungen gerechnet werden mußte, haben wir in allen drei mit den Grippeuntersuchungen befaßten Medizinaluntersuchungsämtern die Komplementbindungsreaktion als einzige oder vorwiegend einzige serologische Reaktion eingesetzt. Unser Augenmerk richtete sich bei der Routinetechnik von vornherein darauf, das erste Auftreten und den Verlauf der Asia-Epidemie in Berlin zu erfassen, die Falldiagnose zu sichern und in diesem Rahmen eventuell Grippeerkrankungen anderer Genese vom Asia-Epidemieverlauf abzugrenzen. Grundsätzlich haben wir keinen Zweifel, daß eine exakte und einigermaßen beweiskräftige serologische Diagnose nur durch die Festlegung der Titerverlaufskurve möglich ist. Hierzu bedarf es mehrerer Einzeluntersuchungen erkrankungsverdächtiger Personen in genügendem Zeitabstand, wobei auf eine Ermittlung des wirklichen Krankheitsbeginns eventuell durch nachträgliche Korrektur der Anamnese besonderer Wert gelegt werden muß.

Trotz dieser Grundvoraussetzungen bleibt dieses Verfahren für die Falldiagnose und damit auch für die Früherfassung schnell ablaufender Infektionswellen unbefriedigend. Wir haben uns bemüht, den Wahrscheinlichkeitswert einzelner Untersuchungen bei sorgfältiger Beachtung des Krankheitsverlaufs und aller verfügbaren klinischen Befunde herauszuarbeiten. Entscheidend für die Diagnose bleibt aber neben der zuverlässigen Standardisierung des Reaktionssystems der Vergleich der Titerhöhen beim Einsatz eines Reaktionsbandes mit verschiedenen Antigenen bei der Untersuchung der gleichen Serumproben.

Wir übersehen ein Untersuchungsgut von rd. 2000 Einzeluntersuchungen der drei Medizinaluntersuchungsämter. Hiervon wurden rd. 1000 Untersuchungen allein im Oktober 1957 ausgeführt. Für die statistische Auswertung konnten wir zunächst jedoch nur die Untersuchungen des Landesmedizinaluntersuchungsamtes und des Medizinaluntersuchungsamtes II heranziehen, da bei diesen eine koordinierte Auswertungs- und Protokollierungstechnik vorgenommen war. Die Ergebnisse der Untersuchungen des Medizinaluntersuchungsamtes III decken sich jedoch im wesentlichen mit den Ergebnissen der beiden anderen Ämter.

In Tab. 4 wird eine Zusammenstellung der gesamten Einzeluntersuchungen der beiden erstgenannten Untersuchungeämter wiedergegeben. In dieser Tabelle ist keine Rücksicht darauf genommen worden, ob es sich um Mehrfachuntersuchungen eines Falles oder um isolierte Einzeluntersuchungen handelt. Die Seren stammten von Patienten, bei denen aus dem klinischen Verlaufsbild eine Grippediagnose zur Debatte stand. Bei dem Reaktionsband war bei der Häufung der Untersuchungen vom Frühjahr 1957 ab das Ornithose-Antigen fortgelassen worden, zeitweise hatten wir auch auf den Typ B verzichtet, ihn jedoch bald wieder in das Band hereingenommen, als einzelne Titersteigerungen über B zu beobachten waren. Ende Oktober und im November wurde dann im Rahmen der Routineuntersuchungen auch bei einer größeren Zahl von Fällen auf das Antigen PR 8 verzichtet, so daß das Reaktionsband immer die Stämme FM_1, Dutch und ab Juli Asia Singapur erfaßte. Von Mitte Oktober an wurde das Antigen Singapur dann in der Routinediagnostik durch ein selbsthergestelltes Antigen aus einem autochthonen Asia-Fall eines eigenen Berliner Stammes mit der Laboratoriums-Nr. 109 ersetzt. Dieser Stamm ist inzwischen mit der Nummer A Berlin 502/57 als Virusstamm der Asia-Gruppe durch das World Health Center bestätigt worden. Nach Mitteilung der Influenza-Zentrale in London schien er im Antigenaufbau etwas zu variieren. Inzwischen ist jetzt festgestellt worden, daß es sich auch hier um einen typischen Stamm der Asia-Gruppe handeln muß. Der Einsatz dieses Antigens an Stelle des bisher verwendeten Antigens aus dem Stamm Asia Singapur erfolgte in der Routinediagnostik, nachdem Paralleluntersuchungen an positiven Seren im Medizinaluntersuchungsamt III in größerer Zahl und im Landesmedizinaluntersuchungsamt in Einzelfällen ergeben hatten, daß die Reaktionsausfälle mit dem Sing-Antigen titergleich oder nicht selten um mehrere Titerstufen höher lagen.

Tabelle 4. *Ergebnisse der KBR in 2 Medizinaluntersuchungsämtern in Berlin. Als positiv sind Reaktionen gewertet, die sich um 2 bis 3 Stufen aus dem Basisniveau des Reaktionsbandes mehrerer Antigensätze herausheben, oder deren Titer über 1:20 liegen [A=PR 8; B=Lee; $A_1=FM_1$; D=Dutch; S=A/Asia/57(Singapur)]*

Monat	Untersuchungen	negativ	positiv	A	B	A_1	A_1+D	D	D+S (A_1)	B+D+S	S
Jan. 57	24	22	2	—	—	—	2	—			
Febr. 57	55	50	5	—	3	2	—	—			
März 57	67	53	14	—	B^1+A^1	9	4	—			
April 57	92	66	26	—	2	17	7	—			
Mai 57	58	46	12	1	1	10	—	—			
Juni 57	43	37	6	1	—	4	—	1			
Juli 57	84	82	2	—	—	2	—	—	—	—	—
Aug. 57	86	76	10	—	—	—	5	1	4	—	—
Sept. 57	210	149	61	—	—	4	12	1	44	—	—
Okt. 57	527	264	263	—	4	4	3	9	232	2	9
Gesamt	1246	845	401	401							

In der Tab. 4 wurden Titerhöhen über 1:20 Serumverdünnung oder Titer, die sich bei Reaktionsansatz mit dem Beginn 1:5 im Anfang der Untersuchungen zwei bis drei Stufen isoliert über den Titer der anderen Antigene heraushoben, als positiv gewertet. Bei den späteren Untersuchungen wurde mit der Verdünnungsstufe 1:10 begonnen.

Diese Tabelle soll veranschaulichen, daß sich bereits aus einer Vielzahl negativer Einzeluntersuchungen einzelne positive Ergebnisse herauskristallisieren, was im Zusammenhang mit dem klinischen Bild doch auf eine gewisse Bewertungsmöglichkeit dieser Einzeluntersuchungen hinweist. Auf diese Weise charakterisiert sich auch eine kleinere Grippewelle von Februar bis Mai, die wohl sicher durch den in Berlin bereits heimischen Stamm A Dutch oder gar durch den A_1-Stamm hervorgerufen wurde. Vom August ab zeigen sich dann die ersten Reaktionen mit dem Sing-Antigen, allerdings kombiniert mit Dutch-Titern, um dann im Verlauf der Grippewelle während der Monate September und Oktober bis in den nicht erfaßten November hinein außerordentlich zuzunehmen. Die Zahlen zeigen ein typisches Zurückbleiben isolierter Reaktionsausfälle mit den anderen Antigenen des Bandes. Das Auftreten dieser isolierten Reaktionen spricht gegen das Vorliegen einer Gruppenreaktion. Für die Falldiagnose sagen diese einzelnen Zahlen allerdings noch nicht aus, ob es sich nicht doch um eine Asia-Grippe im vorserologischen Stadium gehandelt hat. Die Epidemiesituation wird jedoch durch die Zahlen der Kombinationen und allein schon durch die rund 50% positiven Reaktionen eindeutig.

Bei der Analyse der Reaktionen im beschriebenen Reaktionsband konnten vier verschiedene Typen beobachtet werden, die gewisse Rückschlüsse auf die Antigeneigenschaften der Virusstämme und deren immunbiologisches Verhalten während der Erkrankung ermöglichen. Diese Reaktionstypen sind in der Tab. 5 gegenübergestellt. Beim Typ I ist anzunehmen, daß es sich um A_1-Infekte handelt oder gegebenenfalls um noch seronegative Erkrankungen an Dutch oder Sing mit anamnestischen Reaktionen für FM_1. Beim Reaktionstyp II dürfte es sich wohl um eine Dutch-Infektion mit anamnestischer A_1-Reaktion handeln, wenn nicht auch in diesem Falle eine noch seronegative Sing-Infektion mit anamnestischen Titern der anderen Antigene angenommen werden soll.

Tabelle 5. *Virusgrippe — Reaktionstypen*

		10	20	40	80	160	320	640
I.	A_1	+	+	+	—	—	—	—
	D	—	—	—	—	—	—	—
	S	—	—	—	—	—	—	—
II.	A_1	+	+	+	—	—	—	—
	D	+	+	+	+	—	—	—
	S	—	—	—	—	—	—	—
III.	A_1	+	+	+	+	—	—	—
	D	+	+	+	+	+	—	—
	S	+	+	+	+	+	—	—
IV.	A_1	—	—	—	—	—	—	—
	D	—	—	—	—	—	—	—
	S	+	+	+	+	—	—	—

Das Bild beider Typen mit dem sicheren Ausfall einzelner Antigene dürfte aber beweisen, daß es sich bei dem Reaktionstyp III in Anbetracht der Einschleppung des neu auftretenden Sing-Virus um echte Sing-Fälle handelt. Eine Gruppenreaktion mit allen drei Antigenen dürfte nach Typ I und II ausgeschlossen sein.

Hieraus ergibt sich, daß doch schon der Vergleich einzelner Titer unter Berücksichtigung des klinischen Bildes und der epidemiologischen Lage möglicherweise eine Falldiagnose gestattet. Dieses Reaktionsbild war im Verlauf der Untersuchungen der Monate September/Oktober und auch im November die Regel der seropositiven Asia-Fälle. Trotz großer Fallzahlen hatten wir bis dahin niemals das isolierte Auftreten reiner Sing-Titer beobachten können, während doch die anderen Antigene u. a. isolierte Titer zeigten. Unter dem Eindruck dieser Beobachtungen gelangten wir zu der Hypothese, daß sich das Asia-Virus im Raum Berlin bereits variiert haben mußte und möglicherweise doch Gruppenreaktionen zumindest mit Dutch aufwies. Diese Hypothese müssen wir jedoch nach neueren Beobachtungen wieder fallen lassen, wenn auch eine gewisse Variation der autochthonen Stämme nach dem Verhalten des Stammes A Berlin 502/57 nahezu gesichert zu sein scheint. Wir konnten jetzt einzelne Fälle des Reaktionstyps IV feststellen, bei denen Titer mit dem Antigen der Asia-Viren zu beobachten waren. Charakteristischerweise handelt es sich bei diesen Einzelfällen um Patienten, bei denen die epidemiologische Situation die Wahrscheinlichkeit zuließ, daß frühere Influenzainfektionen mit anderen Typen noch nicht erfolgt sein mochten. In einem Falle war ein sechs Monate altes Kind in einer Klinik an einer Influenza erkrankt, nachdem es längere Zeit dort wegen anderer gesundheitlicher Störungen gelegen hatte. Bei einer 63 jährigen Frau mit einer Grippepneumonie fand sich in zwei allerdings kurz aufeinanderfolgenden Untersuchungen ein isolierter Titer mit dem Antigen A Berlin 502/57 bis über 1 : 2500, während die Reaktionen mit allen anderen Antigenen einschließlich Asia Singapur negative Werte (d. h. unter 1 : 10) ergaben.

Diese Untersuchungen bestätigen, daß für etwaige Schutzimpfungen Impfstoffe mit diesem autochthonen Stamm eingesetzt werden müssen, da sonst mit einem Versagen der Impfung im Rahmen der laufenden Pandemie zu rechnen ist. Sie zeigen aber auch, daß es mit den geschilderten routinemäßigen Verfahren möglich ist, in kürzester Zeit die jeweiligen Stämme zu gewinnen und ihr serologisches Verhalten im Rahmen der Epidemie zu analysieren.

Für die klinische Falldiagnose mit Hilfe des Einsatzes von Komplementbindungsreaktionen spielt die Beurteilung der effektiven Titerhöhe der als entscheidend angesehenen Antigenkombinationen eine gewisse Rolle. Zu ihrer Beurteilung

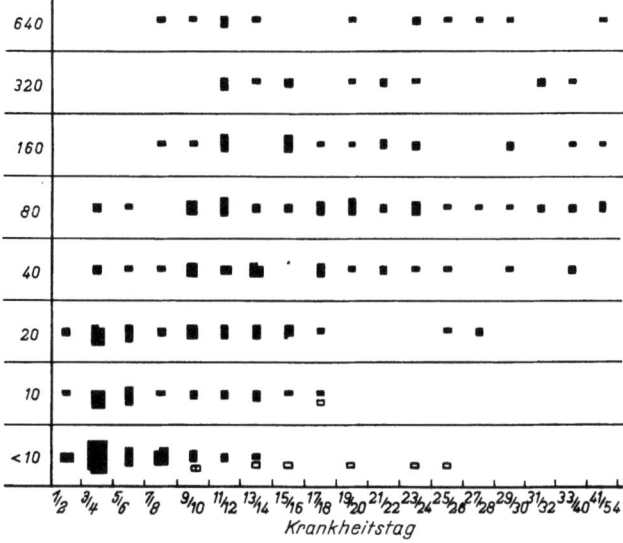

Tabelle 6. *Titerhöhe je Krankheitstag bei 246 KBR von ca. 100 klinisch bearbeiteten Grippefällen*

ist die Kenntnis der Titerverlaufskurve bei Ablauf der klinischen Erkrankung wichtig. Bei aller Reserve hinsichtlich der Beurteilung des sogenannten ersten Krankheitstages und der immunbiologischen Abwehrlage soll die Tabelle 6 ein gewisses Bild über die Bewertung der Titerhöhen je nach dem Krankheitstage, an dem die Blutentnahme zur Untersuchung erfolgte, vermitteln. Allerdings muß vorausgeschickt werden, daß wir bei einer nicht sehr großen Zahl von Einzelfällen doch den Eindruck gewannen, daß zu Beginn der Asia-Welle auftretende zwar heftige aber nur kurzdauernde Erkrankungen keine hohen Komplementbindungsreaktionstiter zeigten. Dies schließt nicht aus, daß in anderen Erkrankungsfällen höhere Titer zu beobachten waren. In einem Falle konnten wir ein Virus züchten, das inzwischen als Virus der Asia-Gruppe bestimmt worden ist. Aus dem serologischen Bild, bei dem erst nach vier Wochen Sing-Titer bis 1:40 auftraten, nachdem die Patientin lange gesund war, war keine eindeutige Diagnose zu stellen. Ein nicht sehr hoher Dutch-Titer hätte eher auf einen Dutchinfekt hingewiesen, da er früher und titerhöher auftrat. Im Rahmen der Asia-Welle und entsprechend dem klinischen Bild konnte der Fall nur durch eindeutige Differenzierung des gewonnenen Virus geklärt werden. Auch in einem anderen klinisch typischen Fall konnte ein Asia-Virus gezüchtet werden, während die nur einmalige Untersuchung aus den ersten Krankheitstagen negative Komplementbindungsreaktionen ergab. Leider war eine Nachuntersuchung nicht mehr möglich.

Die Titer bei 100 von der I. Med. Klinik der Freien Universität Berlin und dem Medizinaluntersuchungsamt II durchgearbeiteten klinischen Grippefällen (KRENTZ/HUSSELS) zeigen, daß doch ein gewisser Verlauf nach Krankheitstagen erkennbar ist, der den immunbiologischen Vorstellungen entspricht. Bereits vom 9. Krankheitstage sind deutlich rückläufige Titer bei Serienuntersuchungen zu beobachten gewesen. Bei protrahierten schweren Infekten, die zum Teil mit Bronchopneumonien kompliziert waren, wurden besonders hohe Titer gefunden. In einer Reihe derartiger Fälle ergab die Leukozytenzählung bereits zu Beginn der Erkrankung auffällige Zahlenverminderungen, die vielleicht auf eine frühzeitige Virusgeneralisierung hindeuten könnten. Nach diesen Beobachtungen glauben wir bestätigen zu können, daß die Komplementbindungsreaktion bei Einsatz entsprechend variierter Antigene sowohl epidemiologisch wie diagnostisch entscheidenden Wert für die Aufklärung von Grippeepidemiewellen und die Eingruppierung von Einzelfällen besitzt.

Diskussion

LIPPELT berichtet über serologische Untersuchungen mit der Komplementbindungsreaktion bei 1000 Influenzakranken. Es wird gezeigt, daß der Titeranstieg in einem bestimmten Verhältnis zum Krankheitstag steht. Am 5. Tag werden durchschnittlich bereits positive Komplementbindungsreaktionstiter gemessen und, nach acht Wochen ist ein signifikanter Abfall im Gesamtmaterial noch nicht zu beobachten. Bei einzelnen Patienten kommt es aber schon vor diesem Zeitpunkt zum Absinken des Komplementbindungsreaktionstiters.

HENNEBERG unterstreicht die Bedeutung der rückläufig positiven Befunde und die Wichtigkeit der Festlegung eines signifikanten Titers, der vom Abnahmetermin abhängig ist. Es wird bestätigt, daß während der jetzigen Epidemie auch bei den serologischen Untersuchungen im Robert Koch-Institut anamnestische Reaktionen zurückgegangen sind, und daß zumeist nur positive Reaktionen allein gegen Asiavirus beobachtet wurden. Die Feststellung von LIPPELT über den Zusammenhang zwischen Titerhöhe und Krankheitstag konnte vom Robert Koch-Institut bestätigt werden.

Es folgt eine Diskussion über die Bedeutung der Leukozyten im Verlauf der Influenzaerkrankung und ihren Zusammenhang mit der Titerhöhe in der Komplementbindungsreaktion. Weiter wird festgestellt, daß keine Relation zwischen Titerhöhe und Krankheitsschwere besteht.

MÖBEST meint, daß die serologische Typendiagnose mit der Komplementbindungsreaktion zu kompliziert sei und schlägt vor, daß man nur ein S-Antigen zur serologischen Diagnostik benutzen solle, weil den praktischen Arzt und Kliniker nur die Diagnose „Influenza", nicht aber die Typdiagnose interessiere. Diese Ansicht weist LIPFELT zurück und betont noch einmal, daß die Serologie mit der Komplementbindungsreaktion in der zur Zeit geübten Form für die Klinik absolut brauchbar sei. In Hamburg habe der Internist den Wert der serologischen Untersuchungen mit der Aussage besonders unterstrichen, daß die Serologie absolut zuverlässig und daß bei negativem serologischem Befund ein Grippeverdachtsfall vom Internisten fälschlich diagnostiziert worden sei.

Die serologische Diagnostik mit Hilfe des Haemagglutinationshemmtestes (visuelle Ablesung)

Von G. HENNEBERG

Im Robert Koch-Institut wurde der Haemagglutinationshemmtest nach HIRST in der üblichen Weise durchgeführt. Es wurden die Antigene A/Bln/7/56 (Dutch), B/Bln/7/55 und A/Asia/1/57 (aus London geliefert) benutzt. Die Seren wurden mit Cholerafiltrat behandelt. Früher wurde das Cholerafiltrat selbst hergestellt, heute wird es von Philips Roxane gekauft. Seit dem 1.8.57 wurden 59 Serumpaare von Patienten untersucht, bei denen die klinische Diagnose auf Grippe oder Grippeverdacht gestellt wurde. Bis einschließlich September wurden keine positiven Haemagglutinationstiter beobachtet, erst ab 2.10.1957 ändert sich das Bild. In den Tabellen 7a—c sind Untersuchungsbeispiele wiedergegeben. Die Titer für die drei benutzten Antigene sind nach dem Krankheitstag angeordnet. Es geht daraus hervor, daß Titeranstiege für mehrere Antigene, für einzelne Antigene, gegenläufige und rückläufige Bewegungen und

Tabelle 7a. *Beispiele für die Bewegung des Agglutinationshemmtestes (visuelle Ablesung) bei Serumpaaren gegen 3 Antigene*

Krankheitstag	Hemm-Titer gegen:		
	A/Bln/7/56	A/Asia/1/57	B/Bln/7/55
4.	1: 200	1: 24	1: 400
22.	*1: 400*	*1: 200*	1: 48!
5.	1: 48	< 1: 24	< 1: 24
18.	*1: 96*	*1: 200*	< 1: 24
2.	1: 24	< 1: 24	1: 200
11.	*1: 96*	*1: 96*	1: 200
2.	1: 48	< 1: 24	< 1: 24
15.	*1: 96*	*1: 48*	< 1: 24
19.	< 1: 24	< 1: 24	< 1: 24
29.	< 1: 24	< 1: 24	< 1: 24
41.	< 1: 24	*1: 800*	*1: 96*
3.	1: 96	< 1: 24	1: 200
12.	1: 96	*1: 48*	1: 96
9.	1: 200	< 1: 24	1: 24
15.	*1: 800*	*1: 48*	1: 24
3.	1: 48	< 1: 24	1: 96
12.	*1: 200*	< 1: 24	1: 96
4.	1: 96	< 1: 24	1: 48
14.	1: 96	< 1: 24	*1: 200*

schließlich sehr späte Titeranstiege beobachtet wurden. In Tabelle 8 sind die Anstiege der 59 Serumpaare noch einmal nebeneinander dargestellt. Gegen

A/Asia/57 allein stiegen sieben Titer an; kombiniert mit A (Dutch) und B stieg der Titer Asia auch siebenmal an, während A (Dutch) zweimal und B/Berlin dreimal allein anstiegen.

In Tab. 9 ist die Verschiebung der positiven serologischen Befunde während des Epidemiebeginns vom 1. August bis Anfang November 1957 gegenübergestellt. Die negativen Ergebnisse mit einem Titer unter 1:24 sind den Titern über 1:24 gegenübergestellt. Der Vergleich in Tab. 9 zeigt, daß im August keine A/Asia-Titer festgestellt wurden, daß aber sowohl für A (Dutch)- als auch für B-Stämme die Mehrzahl der Seren positiv waren. In der Folgezeit verschiebt sich das Verhältnis sehr deutlich: die A/Asia-Titer steigen an, während die Titer gegen die beiden anderen Stämme relativ zurückgehen. Dies ist noch deutlicher, wenn man den Titeranstieg um das Vierfache bewertet.

Die serologischen Ergebnisse mit der visuellen Ablesung des Haemagglutinationshemmtestes haben nicht befriedigt. Obwohl die Epidemie eindeutig eine reine Epidemie durch das A/Asia/57-Virus ist, wurden auch Titeranstiege für andere Stammtypen beobachtet. Ein Booster-Effekt durch das Asia-Virus ist unwahrscheinlich, weil zu viele Titer < 1:24 gegen des Asiaantigen aufgetreten sind. Anamnestische Serumreaktionen könnte man annehmen, doch ließe sich dann nicht der Rückgang der Titer für A (Dutch) und B während des Anstieges des A/Asia-Titers erklären.

Tabelle 7b

Krank-heits-tag	Hemm-Titer gegen:		
	A/Bln/7/56	A/Asia/1/57	B/Bln/7/55
2.	< 1: 24	< 1: 24	1: 96
11.	1: 96	1: 96	1: 200
2.	1: 200	1: 800	1: 200
31.	1: 96	1: 200	1: 200
2.	< 1: 24	< 1: 24	1: 48
12.	< 1: 24	1: 48	1: 48
19.	1: 200	1: 96	1: 24
26.	1: 200	1: 96	1: 24
16.	1: 96	1: 96	1: 96
23.	1: 96	1: 48	1: 96
8.	< 1: 24	< 1: 24	1: 96
19.	1: 96	1: 48	1: 96
†	1: 24	1: 200	1: 24

Tabelle 7c

Krank-heits-tag	Hemm-Titer gegen:		
	A/Bln/7/56	A/Asia/1/57	B/Bln/7/55
14.	1: 200	< 1: 24	1: 24
23.	1: 200	< 1: 24	1: 96
2.	1: 96	< 1: 24	< 1: 24
9.	1: 800	< 1: 24	< 1: 24
7.	1: 800	< 1: 24	< 1: 24
14.	1: 800!	< 1: 24	1: 96
8.	1: 24	< 1: 24	1: 48
15.	1: 96	1: 200	1: 48
2.	1: 96	< 1: 24	1: 400
13.	1: 96	< 1: 24	1: 400
6.	1: 400	< 1: 24	< 1: 24
16.	1: 400	1: 48	1: 24
7.	1: 96	< 1: 24	< 1: 24
17.	1: 200	1: 200	1: 24
20.	1: 800	1: 24	< 1: 24
30.	> 1: 12 800	1: 200	< 1: 24

Vor Beginn der Epidemie waren in Berlin in keinem Fall Titer für A/Asia nachweisbar, so daß jeder positive serologische Befund zu Beginn der Epidemie für einen Kontakt mit dem A/Asia-Virus beweisend war. Später war es notwendig, für die positive Diagnose wie üblich zwei oder mehr Seren zu untersuchen, wobei

Tabelle 8. *Die positiven Ergebnisse bei 59 Serumpaaren in ihrer Stammkombination zusammengefaßt*

A Bln. 7 56	A Bln. 7 + As. 1 56 57	A As. 1 57	A B As. 1 + Bln. 7 57 55	B Bln. 7 55
2	6	7	1	3

— wie schon erörtert — die Krankheitstage entsprechend dem Anstieg der Antikörperkurve richtig gewählt werden müssen. Selbstverständlich müssen die Serumpaare im HIRST-Test gleichzeitig angesetzt werden.

Im Jahre 1956 und im Frühjahr 1957 traten in Berlin sporadisch A (Dutch)-Stämme auf. Da es sich um ein endemisches Vorkommen handelte, ist die Bevölkerung sicher nicht vollständig mit diesem Typ durchimmunisiert worden, so daß

Tabelle 9. *Die Entwicklung der serologischen Befunde während der ersten drei Epidemiemonate 1957*

	Haemagglutinations-Hemmtiter gegen:		
	A/Bln/7/56	A/Asia/1/57	B/Bln/7/55
	1. VIII. — 25. IX.		
< 1 : 24	2 ×	14 ×	3 ×
1 : 24—1 : 12800	12 ×	0	11 ×
4fach. Anstieg	1 ×	0	2 ×
	2. X. — 30. X.		
< 1 : 24	11 ×	23 ×	16 ×
1 : 24—1 : 12800	27 ×	15 ×	22 ×
4fach. Anstieg	8 ×	13 ×	2 ×
	8. XI.		
< 1 : 24	2 ×	5 ×	4 ×
1 : 24—1 : 12800	8 ×	5 ×	6 ×
4fach. Anstieg	1 ×	2 ×	0

kein Grund für ein Aussterben dieses Typs ersichtlich ist. Bisher gelang es nicht während der jetzigen Epidemie einen Dutch-Stamm anzuzüchten. Dies wäre für sein Vorkommen allein beweisend. Die serologischen Anstiege lassen es bei der üblichen Bewertung wahrscheinlich sein, daß auch andere Stämme während dieser Epidemie beteiligt gewesen sind. Es sind aber leicht Täuschungsmöglichkeiten vorhanden, wenn zu einem falschen Zeitpunkt das Blut zur serologischen Untersuchung entnommen wird. Da der Titer für A/Asia häufig recht spät ansteigt, kann ein anamnestischer Titer gegen andere Stämme im Beginn der Erkrankung höher liegen als der spezifische Titer für A/Asia. Auf Grund der Berichte der

Weltgesundheitsorganisation ist uns bekanntgeworden, daß nur in Südafrika im Jahre 1957 noch Dutch-Stämme isoliert wurden.

Die auch in der Literatur bestätigte Tatsache, daß im HIRST-Test bei echten Asia-Erkrankungen der Titer nur langsam ansteigt oder nur geringe oder sogar negative HIRST-Teste auftreten, entwertet diese Methode. Im Anfang der Epidemie hat ein positiver Asia-Titer bei atypischen Fällen in der Klinik bei der Diagnose geholfen.

Es kommt bei der Beurteilung der serologischen Ergebnisse der für den Epidemiologen besonders interessante Gesichtspunkt hinzu, daß der Asia-Stamm sich noch in statu nascendi befindet und in seinem Antigen noch labil ist. Die Selektion ist offensichtlich noch nicht abgeschlossen und dieser Stammtyp besitzt noch Potenzen zur weiteren Entwicklung. Fragen der Toxizität und des Pneumotropismus wären auch von diesem Gesichtspunkt weiter zu untersuchen.

Photometrische Untersuchungen zur Haemagglutination des Virus A/Asia/57

Von J. DRESCHER

Die üblichen Methoden zur Durchführung von Virus- und Antikörpergehaltsbestimmungen mit Hilfe des Haemagglutinations- bzw. Haemagglutinationshemmtestes besitzen bekanntlich eine sehr erhebliche Fehlerbreite. Als Hauptursache dieser Fehlerbreite muß die unterschiedliche Reaktionsfähigkeit der Erythrozytenpräparate gegenüber einem Virusstamm angesehen werden, die von diesen Methoden nicht berücksichtigt wird. Für die Wertbeurteilung von Impfstoffen mittels der Registrierung der Antikörperbildung im Tierversuch, die Standardisierung von Impfstoffen bezüglich ihres Virusgehaltes sowie für die sichere Influenzadiagnostik mittels serologischer Reaktionen ist es jedoch erforderlich, Methoden zu verwenden, die eine so geringe Fehlerbreite besitzen, daß ein zahlenmäßiger Vergleich der in den unterschiedlichen Laboratorien erhaltenen Resultate möglich wird.

Im Robert Koch-Institut wurden photometrische Methoden zur qualitativen und quantitativen Virus- und Antikörpergehaltsbestimmung ausgearbeitet, welche bei der Durchführung des Haemagglutinationstestes die unterschiedliche Erythrozytenreaktionsfähigkeit in Rechnung stellen und eine wesentlich größere Absolutgenauigkeit als andere Verfahren zu erreichen gestatten.

Dem photometrischen Verfahren zur Virusgehaltsbestimmung liegt folgendes Prinzip zugrunde: Versetzt man in einer Reihe von Meßröhrchen eine gleich konzentrierte Hühnererythrozytensuspension abgestuft mit einer haemagglutinierendes Virus enthaltenden Suspension und mißt nach konstanter Sedimentationszeit die Lichtextinktion, so findet man, daß diese vom Virusgehalt der Suspension abhängt. Trägt man graphisch die Lichtextinktion als Funktion des Logarithmus der Viruskonzentration auf, so besteht in einem mittleren Bereich der Viruskonzentrationswerte eine annähernd lineare Beziehung zwischen den genannten Größen, im Bereich höherer Viruskonzentrationswerte nimmt dagegen die Lichtextinktion mit steigendem Virusgehalt nicht mehr ab.

Das Zustandekommen der genannten Beziehung wurde von HIRST und PICKELS folgendermaßen erklärt: Unter Einwirkung des Virus kommt es zur Agglutination eines Teiles der anwesenden Erythrozyten, die so schnell aussedimentieren, daß sich nach 75 Minuten Sedimentationszeit nur noch die nicht agglutinierten Erythrozyten im vom Licht durchstrahlten Abschnitt des Meßrohres befinden. Durch Aufnahme einer Eichkurve für die Beziehungen zwischen Lichtextinktion und Erythrozytenkonzentration, die an virusfreien Erythrozytensuspensionen gewonnen wird, wäre man dann in der Lage anzugeben, wieviel Prozent der anwesenden Erythrozyten unter Einwirkung des Virus agglutiniert wurden.

MILLER und STANLEY haben für das genannte Verfahren die Einheit der Virusmenge festgelegt. Eine CCA-Einheit/ml ist in der Virussuspension vorhanden, die in einer 0,75%igen Hühnererythrozytensuspension innerhalb von 75 Minuten Sedimentationszeit 50% der anwesenden Erythrozyten durch Agglutination zum Aussedimentieren bringt (CCA = Chicken Cell Agglutinations).

Gegen das Verfahren von HIRST und PICKELS und die genannte Definition der Einheit der Virusmenge müssen eine Reihe von Einwänden gemacht werden. Die Aussage über die Ursache für die Abhängigkeit der Lichtextinktion von Hühnererythrozytensuspensionen von ihrem Virusgehalt steht im Widerspruch zu folgenden experimentellen Befunden:

1. Folgt man dieser Aussage, so gelangt man zu dem Ergebnis, daß jedes Erythrozytenpräparat einen erheblichen Anteil an Erythrozyten enthält, die nicht agglutinabel sind, da von einer gewissen Viruskonzentration an die Lichtextinktion mit steigender Viruskonzentration nicht mehr abnimmt, obwohl in den Meßröhrchen zu diesem Zeitpunkt noch eine erhebliche Erythrozytenkonzentration in dem vom Licht durchstrahlten Abschnitt vorliegt.

2. Nach der Anschauung von HIRST und PICKELS gelangt man zu der Feststellung, daß eine direkte Relation zwischen der Anzahl der agglutinierten Erythrozyten und dem Logarithmus der Viruskonzentration besteht. Von SALK u. a. war jedoch — allerdings nur für einen engeren Bereich der Viruskonzentrationswerte — eine direkte Relation zwischen der Anzahl der agglutinierten Erythrozyten und der Viruskonzentration gefunden worden.

Die genannte Definition der Einheit der Virusmenge (CCA-Einheit) berücksichtigt nicht die unterschiedliche Reaktionsfähigkeit der Erythrozytenpräparate gegenüber dem Virus. In eigenen Untersuchungen wurde festgestellt, daß Virussuspensionen, die sich bis zu 50% in ihrem Virusgehalt unterscheiden, bei unterschiedlichen Erythrozytensuspensionen den gleichen Wert für den Virusgehalt in CCA-Einheiten/ml ergeben können. Außerdem berücksichtigt die genannte Definition nicht den Einfluß der Temperatur.

In entsprechenden Untersuchungen konnte gezeigt werden, daß die Anschauung von HIRST und PICKELS über das Zustandekommen der Abhängigkeit der Lichtextinktion von Hühnererythrozytensuspensionen vom Virusgehalt als nicht zutreffend anzusehen ist. Es wurde gefunden, daß es unter Einwirkung des Virus zur Ausbildung von Erythrozytenaggregaten kommt, die sich nach der praktisch verwendbaren Sedimentationszeit im vom Licht durchstrahlten Abschnitt des Meßrohres befinden und deren Anzahl mit steigendem Virusgehalt zunimmt. Bei Anwesenheit eines Virusüberschusses, d. h. wenn die Viruskonzentration mindestens so groß ist, daß ihre Steigerung keinen Effekt auf die Lichtextinktion der Erythrozytensuspension ausübt, sind alle Erythrozyten in Agglutinaten vereint. Im Bereich des Virusunterschusses liegen beide Komponenten, d. h. Agglutinate und unveränderte Erythrozyten nebeneinander vor.

Die Lichtextinktion einer Virus enthaltenden Erythrozytensuspension hängt daher von folgenden Faktoren ab:

1. Von der Konzentration der Agglutinate im vom Licht durchstrahlten Abschnitt des Meßrohres.
2. Von der von Erythrozytenpräparat zu Erythrozytenpräparat unterschiedlich großen Agglutinatteilchen-Durchschnittsgröße.
3. Von der Konzentration der unveränderten Erythrozyten im vom Licht durchstrahlten Abschnitt des Meßrohres.

Es wurden Formeln angegeben und experimentell bestätigt gefunden, die es gestatten, aus der Messung der Lichtextinktion die Agglutinatteilchen-Durchschnittsgröße zu erfassen und in Mischungen von Erythrozyten und Agglutinaten unabhängig von der Sedimentationszeit die Konzentration jeder dieser beiden Komponenten zu bestimmen.

Außer den Unterschieden in der Agglutinatteilchen-Durchschnittsgröße differieren Erythrozytenpräparate auch in charakteristischer Weise hinsichtlich ihrer quantitativen Gesetzmäßigkeit bei der Umsetzung mit dem Virus, d. h. in der Größe der unter sonst gleichen Umständen pro Viruspartikelchen jeweils agglutinierten Erythrozytenzahl. Es wurden Gleichungen abgeleitet und experimentell bestätigt gefunden, die diese Erythrozyteneigenschaft experimentell erfaßbar machen und es gestatten, sie bei der Durchführung der Virusgehaltsbestimmungen in Rechnung zu setzen.

Die Einheit des Virusgehaltes (V.G.) und der Virusmenge (V.M.) wurden unter Berücksichtigung der unterschiedlichen Erythrozytenreaktionsfähigkeit neu definiert.

Bei der routinemäßigen Durchführung des geschilderten Viruszählverfahrens rechnen wir mit einem mittleren Fehler von etwa $\pm 5\%$. Es sei vergleichsweise erwähnt, daß das Verfahren mit visueller Ablesung eine Fehlerbreite von etwa $\pm 75\%$ (HORSFALL, JR. und TAMM), das photometrische Verfahren von HIRST und PICKELS eine Fehlerbreite von etwa $\pm 50\%$ (MILLER u. STANLEY) besitzen.

Zur Antikörpergehaltsbestimmung wird folgendermaßen verfahren: Stellt man in einem Meßglas eine Mischung aus Serum und Virussuspension her, setzt Erythrozyten zu und mißt nach angemessener Sedimentationszeit die Lichtextinktion, so kann man aus dieser die nach Umsetzung der Antikörper mit dem Virus noch vorhandene Viruskonzentration berechnen und kennt so die unter Einwirkung der Antikörper gebundene Virusmenge. Da die pro Antikörpereinheit jeweils gebundene Virusmenge nicht konstant ist, sondern in gesetzmäßiger Weise von der Mischungsrelation der Reaktionspartner abhängt, ist die Kenntnis der Gesetzmäßigkeit der Umsetzung von Virus und Antikörpern die Voraussetzung dafür, daß man aus der gebundenen Virusmenge Aussagen über die vorliegende Antikörperkonzentration machen kann. Für die genannte Reaktion wurde die Gültigkeit der *Freundlich*schen Adsorptionsisotherme nachgewiesen und ihre Konstanten ermittelt.

In Abb. 1 ist für A/Asia/57-Virus und für PR 8-Influenzavirus die *Freundlich*sche Adsorptionsisotherme dargestellt. Es zeigt sich, daß sich der Anstieg dieser Funktion bei den genannten Virusstämmen in charakteristischer Weise unterscheidet. Bei Kenntnis der Adsorptionsisotherme kann man Aussagen darüber machen, wie groß bei einer gemessenen Viruskonzentration nach Umsetzung des

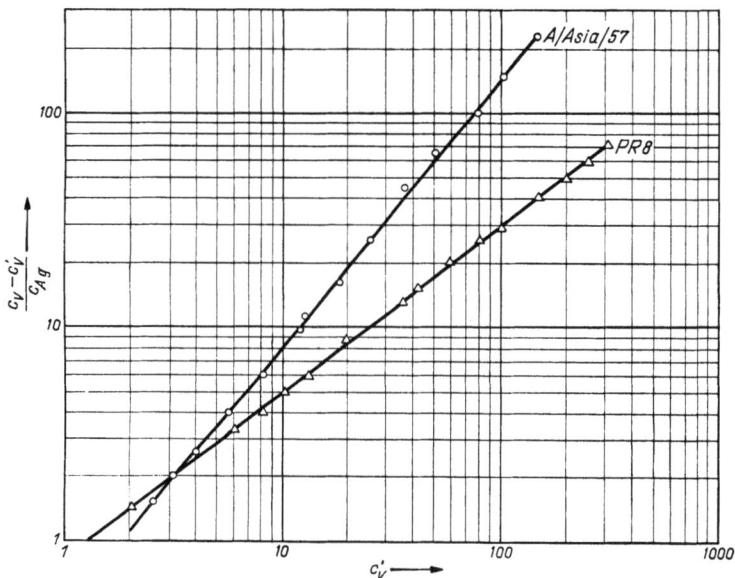

Abb. 1. $\dfrac{C_V - C'_V}{C_{A_g}}$ pro Antikörpereinheit gebundene Virusmenge

C'_V Viruskonzentration nach Umsetzung des Virus mit den Antikörpern

Virus mit den Antikörpern der jeweils zugehörige Wert für die pro Antikörpereinheit gebundene Virusmenge ist und kann so in einfacher Weise den Antikörpergehalt des Serums berechnen. Bei der routinemäßigen Durchführung des genannten Verfahrens rechnen wir mit einem mittleren Fehler von $\pm 7\%$. Ein besonderer Vorteil ist es, daß man die Konzentration der unspezifisch hemmenden Antikörper ermitteln kann. Zur Durchführung der Bestimmung der Konzentration der spezifisch hemmenden Antikörper ist es daher hier im Gegensatz zu anderen Verfahren nicht erforderlich, Zusätze von Choleravibrionenfiltrat, Trypsin, Kaliumperjodat zur Beseitigung der unspezifisch hemmenden Antikörper zu benutzen. Außerdem wird es gerade bei der Durchführung von Antikörpergehaltsbestimmungen an Patientenseren von Vorteil sein, daß man wegen der Berücksichtigung der unterschiedlichen Erythrozytenreaktionsfägigkeit die Seren in unterschiedlichen Versuchsansätzen testen kann.

Die Haemagglutination des Virus A/Asia/57 weist in der uns z. Z. vorliegenden Passage folgende Besonderheiten auf: Aus den Berichten der WHO (JENSEN) und eigenen Untersuchungen ist zu entnehmen, daß bei der Durchführung der üblichen Haemagglutinationsteste der erhaltene Titerwert wesentlich kleiner ist als dem tatsächlich vorliegenden Virusgehalt entspricht. Dieses Verhalten kommt, wie unsere Untersuchungen ergeben haben, dadurch zustande, daß zur Herbeiführung einer mit den üblichen Verfahren mit visueller Ablesung erkennbaren Erythrozytenagglutination zwei Vorgänge ablaufen müssen:

1. Die Ausbildung der Erythrozytenagglutinate in der Suspension.
2. Die Ausbildung eines visuell als Agglutination imponierenden Agglutinatfilmes auf dem Röhrchenboden.

Die Viruskonzentration, die zur vollständigen Agglutinatbildung ausreicht, ist stets kleiner als die Viruskonzentration, die zur Ausbildung des Agglutinatfilmes erforderlich ist.

Der Unterschied zwischen diesen beiden Konzentrationen ist um so größer, je kleiner die Agglutinatteilchen im Durchschnitt sind. Die Durchschnittsgröße der Agglutinatteilchen ist einmal eine Funktion der Eigenart des vorliegenden Erythrozytenpräparates, zum anderen jedoch in sehr erheblichem Maße auch von der Art des vorliegenden Virus abhängig.

In Abb. 2 ist unter Verwendung des gleichen Erythrozytenpräparates für Mumpsvirus, PR 8-Influenzavirus und das Influenzavirus A/Asia/57 die Extinktion als Funktion der Konzentration der Agglutinate dargestellt. Es zeigt sich, daß die Bilder der genannten Funktionen Geraden sind. Im Anstieg dieser Geraden kommt die Agglutinatteilchen-Durchschnittsgröße zum Ausdruck, letztere ist um so kleiner, je größer der Anstieg der genannten Funktion ist. Aus Abb. 2 folgt, daß sich die Agglutinatteilchen-Durchschnittsgröße bei den genannten Virusarten in charakteristischer Weise unterscheidet, und daß sich das Virus A/Asia/57 durch die Bildung von Agglutinaten auszeichnet, die nach unseren bisherigen Untersuchungen die kleinsten sind, die von Influenzavirusstämmen gebildet werden.

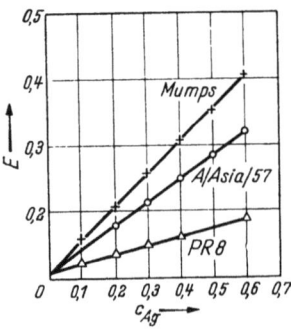

Abb. 2. E Extinktion; C_{Ag} Agglutinat-Konzentration

In Tab. 10 ist eine Reihe von Beispielen für die Ermittlung der Agglutinatteilchen-Durchschnittsgröße angegeben. Um den erythrozytenartspezifischen Einfluß auf die Agglutinatteilchengröße zu eliminieren, werden unter Verwendung des gleichen Erythrozytenpräparates die Messungen für das zu testende Virus und PR 8-Influenzavirus vorgenommen. In K_{Ag} kommt dann die virusspezifische Eigenart der Agglutinatteilchengrößen zum Ausdruck. Nach den Untersuchungen kann ausgesagt werden, daß die Agglutinatteilchen-Durchschnittsgröße bei A/Asia/57 etwa ein Zehntel der bei PR 8-Influenzavirus gefundenen Größe beträgt.

Tabelle 10. *Beispiel für die Ermittlung des Agglutinatgrößenquotienten K_{Ag} für das Influenzavirus A/Asia/57*

E' A/Asia/57	E' PR 8	K_{Ag}
0,080	0,06	1,330
0,100	0,08	1,250
0,114	0,09	1,265
0,148	0,11	1,345
0,180	0,13	1,385

$K_{Ag} = 1,315$
E' = reduzierte Eliminationswerte

Diese geringe Agglutinatteilchen-Durchschnittsgröße hat zur Folge, daß beim Virus A/Asia/57 die zur Ausbildung eines visuell als Agglutination imponierenden Agglutinatfilmes auf dem Röhrchenboden erforderliche Viruskonzentration wesentlich größer ist als die für die Ausbildung der Agglutinate in der Suspension erforderliche Konzentration. Damit erklärt sich die eingangs erwähnte Beobachtung, daß beim Influenzavirus A/Asia/57 der Virusgehalt bei Messung mit Verfahren mit visueller Ablesung wesentlich kleiner gefunden wird, als nach der Menge der vorhandenen Viruspartikelchen zu erwarten ist.

Auch beim photometrischen Verfahren nach HIRST und PICKELS wird der Virusgehalt bei A/Asia/57-Suspensionen unter Berücksichtigung der in ihnen enthaltenen Anzahl an Virusteilchen zu klein ausfallen. Hierfür ergibt sich folgende Erklärung: HIRST und PICKELS sehen die unter Einfluß des Virus stattfindende Abnahme der Lichtextinktion in Hühnererythrozytensuspensionen als Maß für die Anzahl der agglutinierten Erythrozyten und für den Virusgehalt an. Die Abnahme der Lichtextinktion resultiert aus der Bildung der Agglutinate. Unter sonst gleichen Umständen ist die Lichtextinktion einer Agglutinatsuspension um so größer, je kleiner die Agglutinatteilchen-Durchschnittsgröße ist. Die besondere Kleinheit der Agglutinatteilchen-Durchschnittsgröße beim Virus A/Asia/57 hat daher zur Folge, daß die pro Virusteilchen registrierte Abnahme der Lichtextinktion beim Virus A/Asia/57 wesentlich geringer ist als z. B. bei PR 8-Influenzavirus.

Außer in der Agglutinatteilchen-Durchschnittsgröße äußert sich die unterschiedliche Erythrozytenreaktionsfähigkeit auch in der zur Ausbildung eines Agglutinatteilchens jeweils erforderlichen Viruszahl. Unter Verwendung der gleichen Erythrozytensuspension wird experimentell für PR 8-Influenzavirus, A/Asia/57-Virus und Mumpsvirus im Bereich des Virusunterschusses bestimmt, wie groß die jeweils gebildete Agglutinatkonzentration ist. In Abb. 3 ist der Logarithmus der Agglutinatkonzentration als Funktion des Kehrwertes der Verdünnung der Virussuspensionen dargestellt. Das Bild der genannten Funktion ist eine Gerade, deren Verlauf sich für jede Virusart charakteristisch unterscheidet. Zur Kennzeichnung der genannten Erythrozyteneigenschaft verwenden wir den sogen. Reaktionsfähigkeitsquotienten K_m. Dieser wird in der Weise gewonnen, daß für jedes Erythrozytenpräparat unter Verwendung von PR 8-Influenzavirus und des zu testenden Virus der Anstieg m der Funktion log c_{AG} = f (d) ermittelt wird. Die für m gefundene Größe für das zu testende Virus wird durch den entsprechenden Wert für PR 8-Influenzavirus geteilt und mit K_m gezeichnet. Nach den bisherigen Untersuchungen besitzt K_m für A/Asia/57 den Wert 9,6 (s. Tab. 11), d. h. zur Agglutination der gleichen Erythrozytenzahl ist bei PR 8-Influenzavirus 9,6 mal soviel an Virusteilchen erforderlich, wie bei

Tabelle 11. *Beispiele für die Ermittlung des Reaktionsfähigkeitsquotienten für das Influenzavirus A/Asia/57*

mPR 8	mA/Asia/57	K_m
− 0,00214	− 0,0175	8,2
− 0,00141	− 0,0132	10,7
− 0,00164	− 0,0174	10,6
− 0,00168	− 0,0135	8,0
− 0,00128	− 0,0134	10,5

A/Asia/57-Virus. Diese Aussage bezieht sich auf den Vorgang der Agglutinatteilchenbildung in der Suspension. Es sei jedoch nochmals darauf hingewiesen, daß sich die bezüglich der Eigenart der Haemagglutination des Virus A/Asia/57 gemachten Aussagen ausschließlich auf die uns z. Z. vorliegende Zustandsform (Passage) dieses Virus beziehen und keine Angaben darüber gemacht werden können, inwieweit das Virus nach weiteren Passagen das gleiche Verhalten zeigen wird.

28   II. Kulturelle und serologische Diagnostik

Im folgenden soll ein kurzer Überblick über die Ergebnisse gegeben werden, die bei Verwendung des geschilderten photometrischen Verfahrens zur Antikörpergehaltsbestimmung in Patientenseren erhalten wurden.

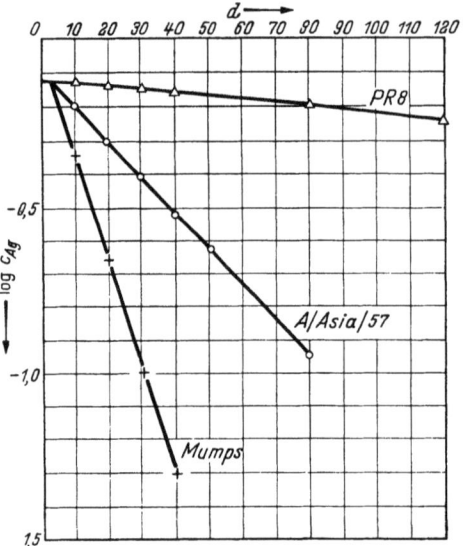

Abb. 3. $1/d$ Verdünnung der Virussuspension; C_{Ag} Agglutinat-Konzentration

Für die Bewertung der serologischen Ergebnisse werden von uns folgende Kriterien angewendet: An einem relativ großen Material an spezifisch erkrankten Personen wurde der zeitliche Verlauf der Antikörperbildung festgestellt. Es wurde gefunden, daß eindeutige Beziehungen zwischen der Antikörpertiterhöhe und der Zeit seit Beginn der Erkrankung, zumindest für 18 Tage, bestehen. Als „positiv" wird von uns der Patient angesehen, bei dem serologisch der gleiche Antikörpertiterverlauf nachgewiesen werden kann, d. h. bei dem der Antikörpergehalt in mindestens zwei Serumproben etwa den Werten entspricht, die für die betreffenden Krankheitstage zu erwarten sind.

In der Mehrzahl der Fälle wird es sogar erforderlich sein, mehr als zwei Serumproben eines Patienten zu untersuchen, um mit Sicherheit den der Erkrankung ursächlich zugrunde liegenden Influenzavirusstamm ermitteln zu können. Abb. 4 zeigt ein Beispiel hierfür. Aus dem Titerverlauf ist ersichtlich, daß es sich um einen durch das Virus A/Berlin/7/56 verursachten Krankheitsfall handelt, was ohne längere Verlaufskontrolle nicht hätte erkannt werden können. Bei Todesfällen beobachteten wir Abweichungen im Antikörpertiterverlauf gegen A/Asia/57. In Abb. 5 sind als Beispiele die Titerverläufe für einen unkomplizierten Fall an Erkrankungen an A/Asia/57 (Patient 1) und einen letal ausgegangenen Fall (Patient 2) angegeben. Man sieht bei letzterem einen starken Abfall des Antikörpertiters gegen

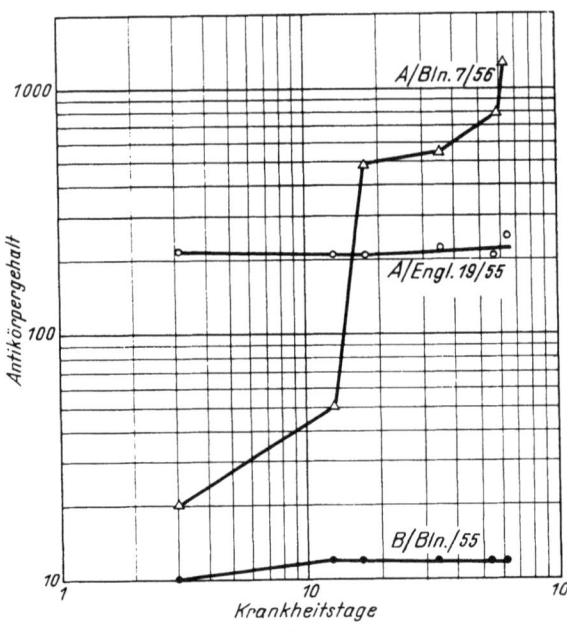

Abb. 4

A/Asia/57. Anamnestische Reaktionen oder ein Ansteigen des Antikörpertiters gegen mehrere Virusstämme gleichzeitig konnten wir bei unseren Patienten nicht beobachten. Wir führen das auf die größere Genauigkeit der Methodik und insbesondere auf die bessere Erkennungsmöglichkeit unspezifisch hemmender Antikörper zurück.

Für die Ermittlung des Antikörpertiterverlaufes bei erkrankten Personen ist man bei Verwendung des genannten Verfahrens von der unterschiedlichen Ery-

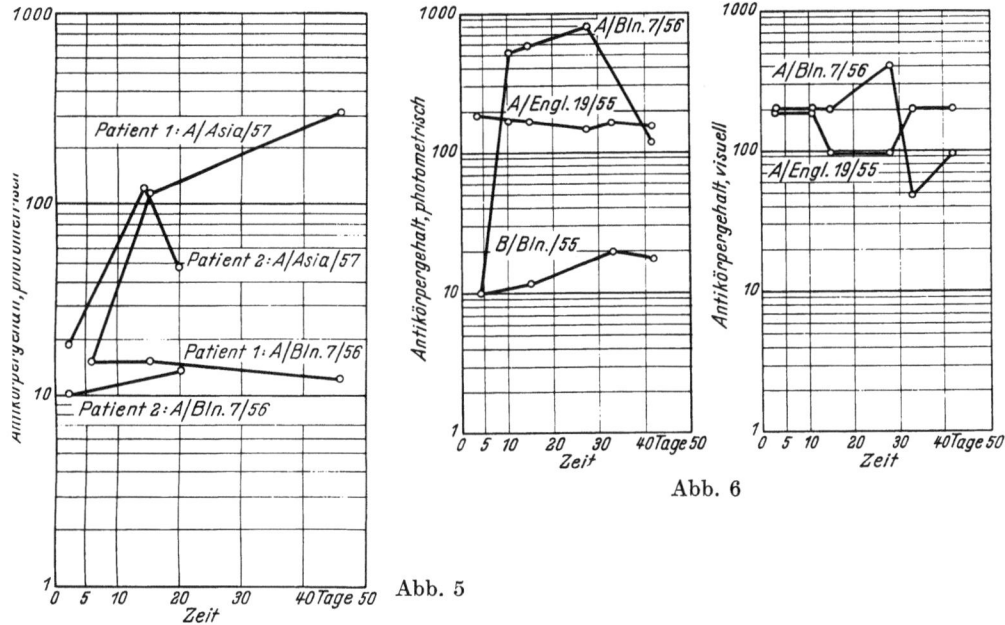

Abb. 5   Abb. 6

throzytenreaktionsfähigkeit unabhängig und kann daher die Seren in unterschiedlichen Versuchsansätzen prüfen. Abb. 6 zeigt als Beispiel den Antikörpertiterverlauf eines Patienten, der einmal photometrisch und einmal visuell in drei getrennten Versuchsansätzen ermittelt wurde. Während bei den photometrisch gewonnenen Werten eindeutig zu sehen ist, daß es sich um eine Erkrankung durch das Virus A/Berlin/7/56 handelt, ist bei den visuell abgelesenen Werten keine sichere Entscheidung über den der Erkrankung zugrunde liegenden Virusstamm möglich, da die unterschiedliche Erythrozytenreaktionsfähigkeit hier eine Titerbewegung vortäuscht.

Tabelle 12
Haemagglutinations-Hemmtiter (photometrisch) gegen:

	A/Bln/7/56	A/Asia/1/57	B/Bln/7/55
	1. 8. — 30. 9.		
< 10 A.G.	63	63	1
> 10 A.G.	2	5	0
Titeranstieg	1	3	0
	1. 10.—30. 10.		
< 10 A.G.	44	17	0
> 10 A.G.	2	29	0
Titeranstieg	0	23	0
	31. 10.—6. 11.		
< 10 A.G.	5	3	0
> 10 A.G.	0	3	0
Titeranstieg	0	1	0

In Tab. 12 ist eine Übersicht der bei den serologischen Untersuchungen an Patientenseren erhaltenen Ergebnisse angegeben. In Übereinstimmung mit den in den vorangegangenen Referaten gemachten Aussagen ist auch hier eine Häufung der durch das Virus A/Asia/57 verursachten Krankheitsfälle für die Zeit vom 1. 10. bis 30. 10. 1957 erkennbar.

Tabelle 13. *Antikörpertiterverlauf bei Erkrankten*

Patient Alter	Krankheits-tag	A/Asia/1/57	A/Bln/7/56	Diagnose
Q. H. 33 J.	2. 14. 19.	15 175 302	10 12 0	Influenza mit Meningitis
T. B. 6 J.	2. 13. 31.	6 204 250	0 0 0	Influenza
R. B. 7 J.	2. 6.	10 170	0 0	Influenza
H. A. 16 J.	2. 14. 22.	0 326 408	0 0 0	Influenza
F. M. 15 J.	2. 15.	21 45	0 0	Grippemeningitis
S. B. 57 J.	1. 18.	0 111	0 0	Influenza
S. R. 70 J.	3. 21.	31 50	0 0	Influenza
U. M. 12 J.	3. 19.	4 516	0 0	Influenza
W. B. 60 J.	2. 15. 24.	17 468 34	0 0 0	Influenza mit Pneumonie
K. G. 52 J.	2. 13	0 53	0 0	Influenza mit Pneumonie
R. H. 25 J.	2. 17.	48 144	0 0	Influenza mit Pleuritis

Die angegebenen Werte bedeuten Antikörpergehalteinheiten (A.G.)

Im Gegensatz zu den früheren Untersuchungsmonaten finden wir seit Oktober nur noch in Ausnahmefällen Antikörper gegen das Virus A/Berlin/7/56, Tab. 13 zeigt Beispiele hierfür.

Zusammenfassend kann gesagt werden, daß die im Robert Koch-Institut entwickelten Methoden zur Virus- und Antikörpergehaltsbestimmung eine wesentlich größere Genauigkeit als andere Methoden besitzen, neue Möglichkeiten zur qualitativen Virusanalytik eröffnen und sich auch im klinischen Untersuchungsbetrieb bewährt haben.

Diskussion

HENNEBERG: Die serologischen Methoden haben sich sowohl für den Kliniker als auch für den Epidemiologen besser bewährt als früher. Die Komplementbindungsreaktion ist bei großen Reihenuntersuchungen von klinischem Material zu bevorzugen. Die Haemagglutinationshemmung hat trotz ihrer anerkannten Stammspezifität den Nachteil einer großen Fehlerbreite. Dies trifft aber nur für die visuelle Ablesung zu. Die im Robert Koch-Institut entwickelte photometrische Ablesungsmethode bringt wesentliche Fortschritte. Bei ihr ist die Fehlerbreite viel geringer; sie kann und sollte in Zukunft sowohl bei der serologischen Einordnung eines angezüchteten Stammes als auch bei der Antikörperbestimmung verwendet werden.

Am 2. Verhandlungstag stellt HENNEBERG die Frage zur Diskussion, inwieweit die klinische Diagnose vom serologischen Befund abhängig gemacht werden soll. Bei einigen Klinikern scheint sich die Meinung durchzusetzen, daß man die Diagnose Grippe nur stellen darf, wenn der serologische Befund positiv ist.

HABERNOLL stellt fest, daß man von dem alten Grundsatz, daß die klinische Diagnose vor die Laboratoriumsdiagnose zu stellen ist, nicht abgehen sollte.

HÖRING meint, daß die Grippe zu wenig führende Symptome bietet. Man solle die Diagnose Grippe vermeiden, wenn man sich seiner Sache nicht sicher sei; die serologische Diagnose sei in diesem Sonderfall doch von entscheidender Bedeutung.

In der folgenden Diskussion wird über die Begriffe „Grippe", „Grippaler Infekt", „Bakteriengrippe" und ihre Berechtigung gesprochen. Es wird herausgestellt, daß durch die moderne serologische Diagnostik zwar Abgrenzungen der Diagnose möglich sind, daß aber diese Diagnostik exakt nur im Krankenhaus zu betreiben sei. Man kommt zu dem Schluß, daß die serologische Diagnostik bei unklaren Fällen, in den ersten Fällen einer Epidemie und im Zeitraum zwischen Epidemien zur Verfolgung der epidemiologischen Situation von größter Bedeutung ist.

III. Epidemiologie

Epidemiologie der Influenza 1957 in Mitteleuropa

Von H. RAETTIG

Trotz der bekannten Schwierigkeiten, für die Influenzaepidemiologie ausreichend sicheres Zahlenmaterial zu bekommen, soll versucht werden, die Entwicklungstendenz der diesjährigen europäischen Grippewelle zu untersuchen. Vor dem Einbruch des neuen Influenzavirusstammes A/Asia/57 kann die Influenzasituation in Europa als unauffällig bezeichnet werden. Speziell in Berlin ergaben eigene Untersuchungen, daß der Influenzastamm Dutch im Vordergrund stand; er konnte in Berlin im Frühjahr 1957 noch zweimal isoliert werden. Auch die serologischen Untersuchungen ergaben das Vorwiegen des Dutch-Stammes, daneben traten aber auch signifikante Titeranstiege für andere A- und B-Influenzastämme auf.

Der Einbruch der Pandemie in Europa erfolgte konzentrisch von allen Seiten, wobei die Zahlenunterlagen der osteuropäischen Staaten aus bekannten Gründen unvollständig und unsicher sind. Allgemein fiel auf, daß eine eigenartige zeitliche Aufeinanderfolge der Erkrankungshäufungen zu beobachten war. Zunächst traten sporadische Einzelfälle auf, dann im Abstand von 14 Tagen bis vier Wochen Gruppenerkrankungen in geschlossenen Gemeinschaften (Jugendlagern, Truppenübungsplätzen, Schulen), und erst wiederum nach einem etwa gleichen Zeitabstand brach die Pandemie in der Gesamtbevölkerung aus. Die Ausbreitung in Europa soll kurz für die einzelnen Monate skizziert werden (s. auch Abb. 7).

Juni. Am 27. Mai 1957 läuft ein Schiff aus Djakarta mit Influenzakranken Holland an. Wenig später werden auch englische Häfen, vor allem London und Bristol, durch Schiffe aus Fernost und durch Flugzeuge aus Amerika mit Influenzavirus infiziert. In beiden Ländern kommt es bereits im Juni zu kleinen Gruppenerkrankungen. Im Juni beginnt eine

Influenzaepidemie in der CSR. Die ersten Grippetodesfälle werden in Ostberlin bereits Ende Juni beobachtet. Sowohl in der CSR als auch in Ostberlin werden Influenzastämme des Typ A/Asia/57 isoliert. Gerüchtweise wird bekannt, daß Ende Juni auf Truppenübungs-

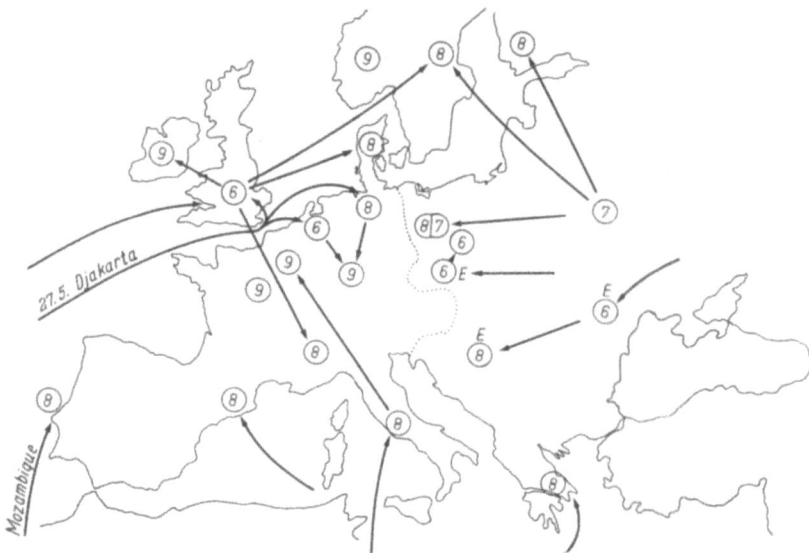

Abb. 7. Die hauptsächlichen Ausbreitungswege der Influenza während der Pandemie 1957 und die Zeit des ersten Auftretens von Erkrankungen (E = Epidemie, Zahl im Kreis = Monat der ersten, als A/Asia-Influenza nachgewiesenen Erkrankungen).

plätzen der sowjetzonalen Armee größere Gruppenerkrankungen aufgetreten sind. Erst später wird bekannt, daß, beginnend am 25. Juni 1957, in Rumänien eine große Epidemie anläuft.

Juli. In diesem Monat bleibt die Gesamtlage in Europa noch ruhig. In Holland, der CSR und dem sowjetisch besetzten Teil Deutschlands breitet sich die Influenza langsam aus; aus dem europäischen Rußland werden die ersten Epidemien bekannt. In Westberlin werden Mitte Juli die ersten sporadischen, serologisch nachgewiesenen Fälle gemeldet.

August. Im August wird ganz Europa von den Primärherden oder von außereuropäischen Ländern her befallen. Athen wird von See her, wahrscheinlich aus Alexandrien, infiziert, dasselbe gilt von Rom. Im August läuft ein influenzainfiziertes Schiff aus Mozambique in Lissabon ein; um diese Zeit werden auch mehrere spanische Häfen von See her mit Grippe infiziert. Besonders interessant für die Ausbreitung der Influenza in Europa ist eine europäische Pfadfinderzusammenkunft in England. Nachweislich wird von hier aus die Influenza nach Stockholm, Kopenhagen und in die Schweiz getragen. Sehr wahrscheinlich sind auch andere westeuropäische Länder von hier infiziert worden. Die Bundesrepublik wird vor allem von Norden (Häfen und Holland) her von der Influenza angegriffen. In Finnland wird im August die erste Epidemie gemeldet, die wahrscheinlich von der UdSSR übertragen wurde. Stockholm wird im August durch Jugendliche, die an einem Moskauer Jugendtreffen teilnahmen, mit Influenza infiziert. In Sarajewo (Jugoslawien) bricht eine Epidemie aus, die wahrscheinlich von Rumänien ausging.

Sept./Okt. Jetzt ist die Ausbreitung im einzelnen schwer zu verfolgen. Die Pandemie läuft über alle europäischen Länder ab mit einem Höhepunkt Ende September und Anfang Oktober. Überall, wo virologische Untersuchungen möglich sind, werden Influenzavirus-Stämme des Typ A/Asia/57 isoliert.

Zusammenfassend kann festgestellt werden, daß die Wellen der Influenza von Ost, West und Süd kommend, über Europa, insbesondere über Deutschland, zusammengeschlagen sind. Es wird zu untersuchen sein, ob die von Ost und West kommenden, durch verschieden viele und verschiedenartige Passagen gegangenen Stämme sich unterscheiden und ob in Deutschland möglicherweise Interferenzerscheinungen auftreten.

Wenn wir später zu einer Prognose kommen wollen, dann ist es notwendig, die Erfahrungen früherer Epidemien auszunutzen. Hierfür kommen vor allem

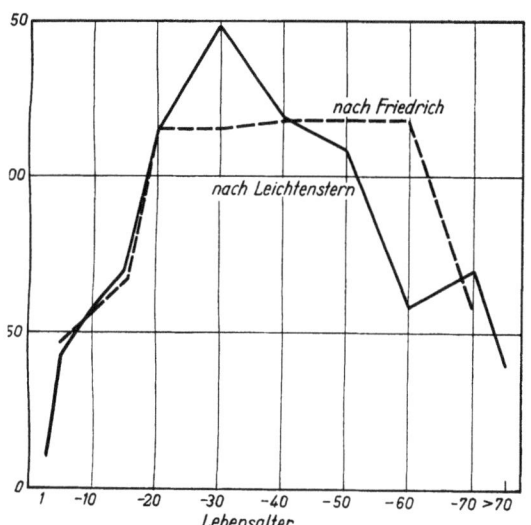
Abb. 8. Altersverteilung der Morbidität während der Influenza-Epidemie 1889/90 nach LEICHTENSTERN [Spez. Path. u. Therap. Nothnagel, Wien 1896, Bd. 4, 1] und FRIEDRICH [Arb. a. d. Kaiserl. Gesd. Amt 9 (1893), S. 139]

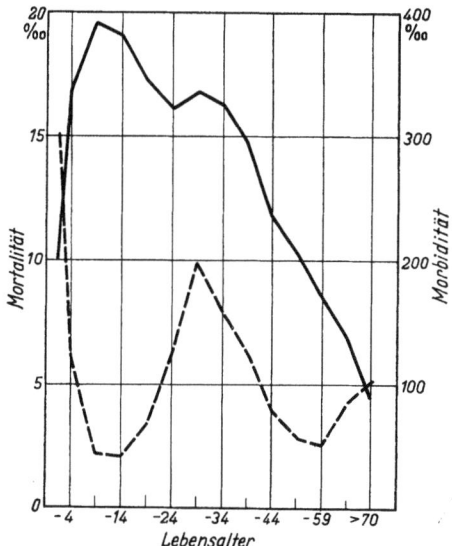
Abb. 9. Altersverteilung der Morbidität und Mortalität (gestrichelte Kurve) während der Influenza-Epidemie 1918/19 in den USA nach BRITTEN [Publ. Hlth. Rep. 47 (1922), S.303].

die beiden großen Pandemien 1889/90 und 1918/19 in Frage. Betrachten wir zunächst die Morbidität und ihre Altersverteilung, so ist festzustellen, daß von den großen Pandemien übereinstimmend bekannt ist, daß sie fast hundertprozentig die Bevölkerung durchseucht haben und daß die Altersklassen der Jugendlichen besonders befallen werden. Sowohl die Morbiditätskurve für die Epidemie 1889/90, die nach Zahlen von zwei Autoren gewonnen wurde (Abb. 8), als auch für die Epidemie 1918/19, für die verwertbares Zahlenmaterial aus den USA von BRITTEN (Abb. 9) vorliegt, zeigen übereinstimmend, daß die Kurve vom Säuglings- und Frühkindesalter niedrig beginnend während des Schulkindalters ansteigt, um nach dem 30. bis 40. Lebensjahr bis zum Greisenalter langsam wieder abzufallen. Diese Aussagen über die Morbidität dürften für die Pandemie 1957 dem Eindruck nach ebenso zutreffen, obwohl konkrete Zahlen bisher nicht vorliegen.

Grundlegend anders verlaufen die Kurven für die Mortalität. In Abb. 9 ist die typische Kurve für die erste Welle der Pandemie 1918/19 der Morbiditätskurve gegenübergestellt. Bei allen Influenzaepidemien finden wir eine hohe Sterblichkeit im Säuglings- und Kleinstkindesalter sowie im Greisenalter. Während der Pandemie 1918/19 wurde in allen Ländern ein dritter Gipfel zwischen dem 20. und 40. Lebensjahr beobachtet. Erfahrungen während der Pandemie 1918/19 sprechen dafür, daß dieser dritte Mortalitätsgipfel in den mittleren Altersklassen ein

Zeichen für die besondere Schwere der Epidemie ist. Dies geht sehr eindrucksvoll aus Abb. 10 hervor, in der nach COLLINS die Kurven für die Pandemie 1918/19 und die leichten Epidemien von 1928/29 gegenübergestellt sind. Bei letzteren fehlt wie immer bei leichten Epidemien und während der Endemiezeit dieser dritte Mortalitätsgipfel. Zum Beleg dafür, daß an verschiedenen Stellen der dritte Gipfel der Mortalität während der Pandemie 1918/19 beobachtet wurde, sind die Abb. 11 und 12 beigegeben. Die Abb. 12 zeigt auch für Deutschland sehr eindrucksvoll, daß der dritte Mortalitätsgipfel bei dem schwersten ersten Seuchenzug am stärksten ausgeprägt ist und entsprechend der Abnahme der Schwere der Seuchenzüge verschwindet. Für die Pandemie 1889/90 sind verwertbare Zahlen sehr schwer zu gewinnen. Nur PARSONS bringt Vergleichszahlen für die Mortalitätsverteilung der Endemiejahre 1876/89 und der Epidemie 1889/90 (Abb. 13). Auch hier sind in den Endemiejahren Säuglings- und Greisenalter besonders befallen, während im Epidemiejahr die Sterblichkeit eindrucksvoll in die mittleren Altersklassen verschoben ist.

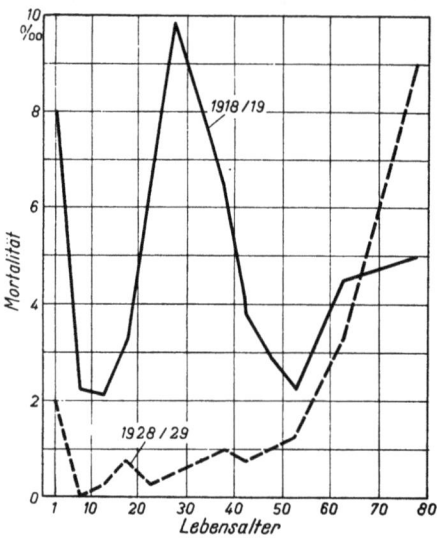

Abb. 10. Altersverteilung der Influenzamortalität während der Epidemiejahre 1918/19 und der Endemiejahre 1928/29 nach COLLINS [Publ. Hlth. Rep. 46 (1931), S. 1909]

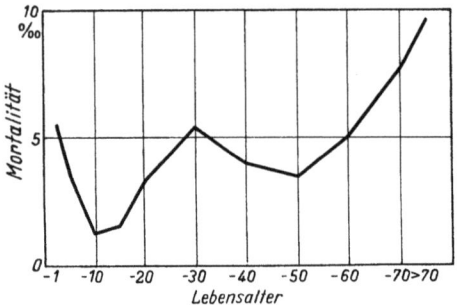

Abb. 11. Altersverteilung der Mortalität während der Influenza-Epidemie 1918 in Arnsberg nach KOENIG [Veröff. Med. Verw. 10 (1920), S. 447]

Nach diesen Erfahrungen wird man schließen dürfen, daß das Auftreten von Todesfällen in den jugendlichen und mittleren Altersklassen ein Zeichen dafür ist, daß die beginnende Epidemie zumindest nicht als harmlos bezeichnet werden darf. Ob und wieweit dies für 1957 zutrifft, wird bei der Besprechung der Prognose noch zu untersuchen sein.

Zuvor wenden wir uns noch der Rhythmik der Influenzaepidemien zu. Die großen Seuchenzüge haben sowohl eine eigenartige Periodik in sich, als auch eine bisher noch nicht geklärte, säkulare Rhythmik. Alle großen Pandemien, auch die, die vor 1889 genügend bekannt wurden, sind zumeist in drei Wellen abgelaufen. Die Pandemie 1889 lief von Oktober 1889 bis März 1890 ab, ihre zweite Welle von Januar bis Februar 1891 und die dritte Welle von Oktober 1891 bis Frühjahr 1892. Damals wurde die Morbidität mit 40 bis 50% als „enorm hoch" beurteilt. Dagegen soll die Mortalität „äußerst gering" gewesen sein. Immerhin wurden die Grippetodesfälle in Deutschland für die Jahre 1889/90 auf 66000 geschätzt. Zur Beurteilung der Frage, ob eine Epidemie als „milde" anzusehen ist, muß die Zeit der Epidemie betrachtet werden. Im Jahre 1890 herrschten noch die großen Seuchen mit viel höherer Mortalität, so daß diese Influenzaepidemie vergleichsweise milde war. Heute würde eine Grippeepidemie mit 66000 Toten in Deutschland als eine schwere Epidemie anzusehen sein. Auch die Pandemie 1918/19 lief

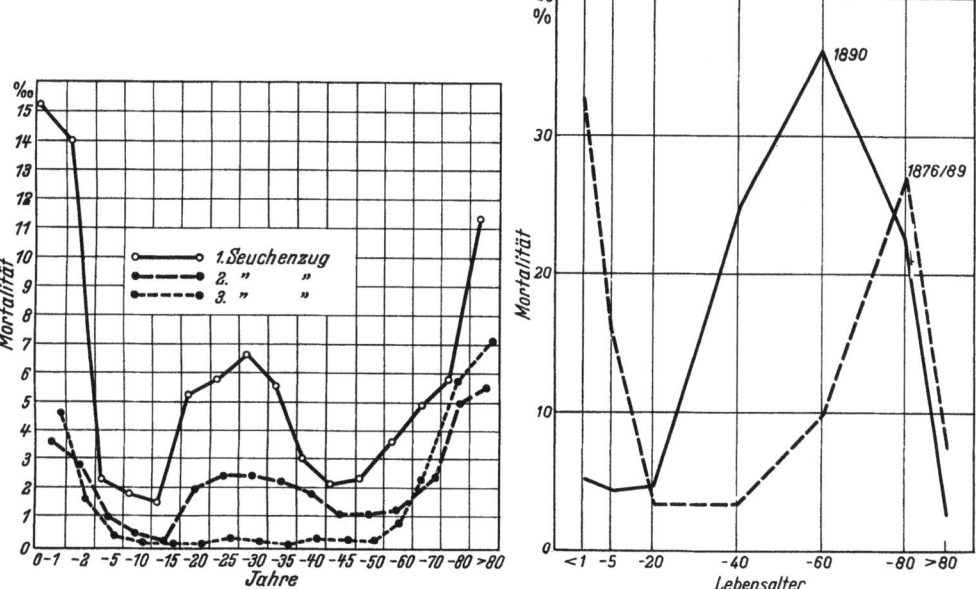

Abb. 12. Altersverteilung der Mortalität, aufgeteilt nach den drei Seuchenzügen der Pandemie 1918—22 in Deutschland nach H. LUBINSKI [Zbl. Bakt. I Orig. 91 (1924), S. 380].

Abb. 13. Altersverteilung der Mortalität während der Endemiejahre 1876—89 und des Pandemiejahres 1890 nach PARSONS [Brit. med. Journ. (1891), S. 303].

in drei großen Wellen ab. Die erste Welle mit Vorwelle im Sommer 1918 hatte ihren Höhepunkt im Oktober 1918 und klang erst im Frühjahr 1919 aus, die zweite Welle folgte im Winter 1920, die dritte Welle im Winter 1921/22 (Abb. 14).

Die mehrfache Wiederkehr der Influenza in der bereits einmal durchseuchten Bevölkerung hat schon bei der Pandemie 1889/90 die Wissenschaftler beschäftigt. Zwar ist bekannt, daß Ortschaften bei der ersten Welle der Pandemie vergleichsweise schwach, bei den folgenden Wellen stärker befallen wurden. Andererseits besteht kein Zweifel, daß trotz fast hundertprozentiger Durchseuchung einer Bevölkerung nach einem knappen Jahr eine neue Welle mit Wiedererkrankung vieler Personen möglich ist. Dies ist eine wichtige Feststellung für die Diskussion der Immunität und der Impfmaßnahmen. Es ist festzuhalten, daß die natürliche Durchseuchung eine offenbar zeitlich so kurzfristige Immunität hinterläßt, daß nach einem Jahr die neue Welle wieder Fuß fassen kann. Hier muß ein weiterer Gesichtspunkt in die Diskussion geworfen werden, nämlich ob nicht während des Ablaufes der Epidemie eine Antigenvariation des Virus eintritt, die die Immunität der Bevölkerung umgeht.

Über die säkulare Rhythmik der Influenza ist viel geschrieben worden. COLLINS und LEHMANN haben für die USA eine Statistik von 1918 bis 1951 (Abb. 15)

36   III. Epidemiologie

veröffentlicht, aus der ein Eindruck über den zeitlichen Abstand und die Größe der Epidemien in diesem Zeitraum gewonnen werden kann. Nach den drei Wel-

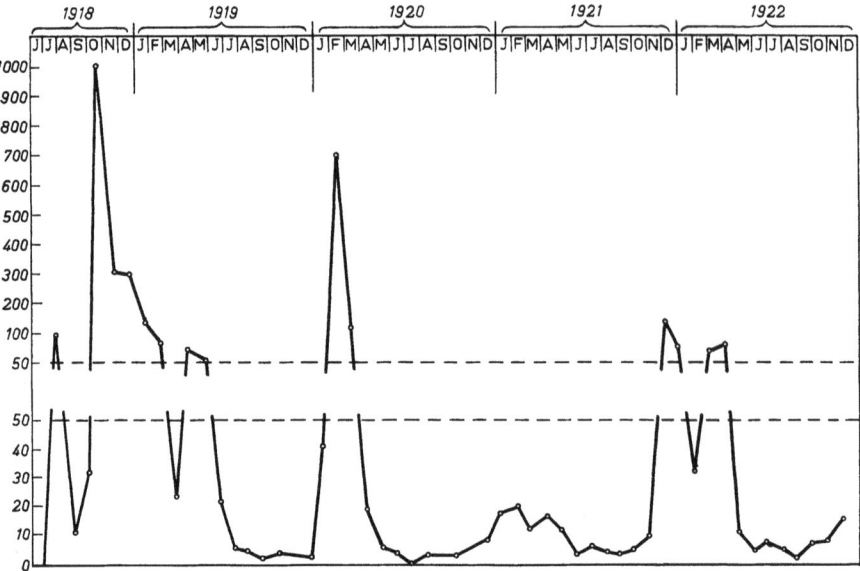

Abb. 14. Die Todesfälle an Influenza in Breslau vom Juni 1918 bis Dezember 1922 nach H. LUBINSKI [Zbl. Bakt. I. Orig. 91 (1924), S. 375].

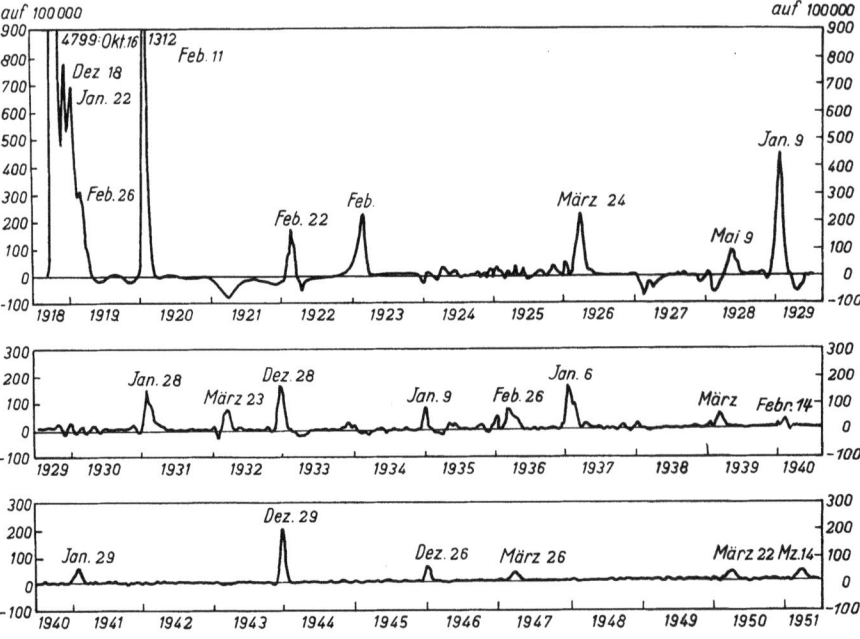

Abb. 15. Wöchentliche Sterberate (Jahresdurchschnitt = 0) an Influenza und Pneumonie vom September 1918 bis zum Mai 1951 in einigen Städten der USA nach S. D. COLLINS und I. LEHMANN [Publ. Hlth. Rep. (Wash.) 66 (1951), S. 1487].

len der Pandemie von 1918, die sich auch in den USA zu denselben Zeitpunkten deutlich abzeichnen, folgen in den nächsten Jahren mit völlig unregelmäßigen Abständen kleinere Influenzaepidemien. Ausgehend von dem Abstand zwischen der Pandemie 1889/90 und 1918/19 hatte man durch Extrapolation eine Pandemie für die Jahre 1945/46 erwartet, zumal wie 1918 zu dieser Zeit auch das Kriegsende bevorstand. Die Pandemie trat nicht ein. Es muß festgestellt werden, daß sich bisher alle Prognosen auf Grund von besonderen Wetterlagen, von Immunitätsschwankungen in der Bevölkerung oder von säkularem Rhythmus als falsch erwiesen haben. Es ist bisher noch keine Influenzapandemie nach Zeit und Umfang richtig vorausgesagt worden.

An dieser Stelle soll jedoch auf die Beobachtung hingewiesen werden, daß beide großen Pandemien mit Tierseuchen gekoppelt waren. Der Pandemie 1889/90 ging eine schwere influenzaähnliche Erkrankung der Pferde voraus, der Pandemie 1918/19 folgte 1920 eine schwere Pandemie an Schweineinfluenza, vor allen Dingen in den USA.

Damit kommen wir zur epidemiologischen Prognose der Influenza. Nach dem Gesagten müssen wir zu dem Schluß kommen, daß die Pandemie mit dem Asia-Influenzavirus noch nicht zu Ende ist, und daß sehr wahrscheinlich weitere Wellen folgen werden. Hierfür sind folgende Gründe anzuführen:

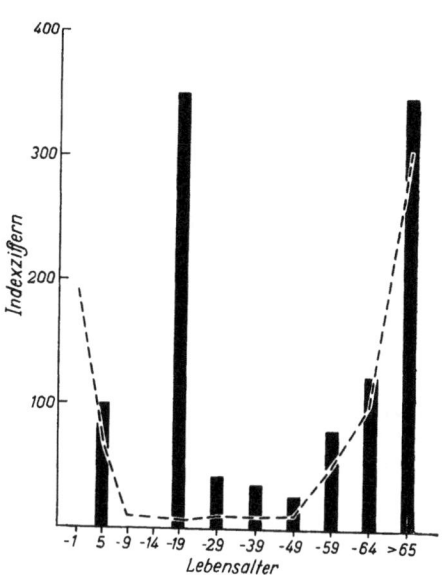

Abb. 16. Altersverteilung der Mortalität während der Influenza-Epidemie 1957 in Westberlin (vorläufige Zahlen) im Vergleich zum 3. Seuchenzug (1921/22) der Pandemie 1918–22 (gestrichelte Kurve).

1. Alle bisher bekanntgewordenen Pandemien verliefen in mehreren Wellen.

2. Die Zunahme der Mortalität in den mittleren Altersklassen muß als ein Zeichen der zunehmenden Schwere der Pandemie gewertet werden. KREY gab für Westdeutschland bereits alarmierende Zahlen für die Todesfälle unter 25 Jahren, und in Abb. 16 ist, zwar noch an einem sehr kleinen Zahlenmaterial, eine vorläufige Aufstellung für Berlin versucht worden. Während die Mortalitätsverteilung überall der normalen Verteilung (zum Vergleich wurde die Epidemie 1921/22 herangezogen) folgt, ist für die Altersklasse zwischen 15 und 19 Jahren ein Gipfel zu beobachten, der nach den früheren Erfahrungen als ein signum mali ominis zu werten ist.

3. Mehrfacherkrankungen an Influenza sind möglich und auch bei dieser Epidemie beobachtet worden.

4. Wie wir von HAYASHI (Gast des Robert Koch-Institutes) erfahren, ist in Japan bereits eine zweite Welle im Anlaufen.

Zusammenfassend werden folgende Vorschläge zur Diskussion gestellt:

I. Da eine Statistik der Morbidität nur sehr schwer möglich ist, sollte man wenigstens versuchen, die Grippetodesfälle zu erfassen, und ihre Altersverteilung laufend beobachten.

II. Es hat sich als zweckmäßig erwiesen, die Gesamtmortalität einer Bevölkerung zu beobachten. Die normale jahreszeitliche Rhythmik der Gesamtmortalität ist außerordentlich konstant. Jede Abweichung nach oben spricht für die Zunahme der Grippemortalität und ist als prognostisch ungünstig zu bewerten.

III. Die Medizinaluntersuchungsämter sollten bei allen Todesfällen möglichst sorgfältig die bakterielle Begleitflora analysieren. Dabei wäre vor allem auf die schon während der jetzigen Pandemie häufig beobachteten Staphylokokken, ihre Antibiotikaresistenz und ihre Phagentypen zu achten.

Diskussion

HENNEBERG: Wenn es schon sehr schwierig ist, die Krankheitsfälle an Influenza zu melden, so sollte man wenigstens darauf dringen, daß die Grippetodesfälle gemeldet werden, wie es in Berlin geschieht.

KREY: Die Grippeepidemie geht im Landesdurchschnitt zurück. Während einzelne entlegene Orte der Landkreise Marburg und Untertaunus erst jetzt von der Seuche erreicht wurden, verminderten sich sonst die Neuerkrankungen seit der Monatsmitte langsam, aber stetig. Mit dem Seuchenrückgang fielen inzwischen die Krankenstände bei den Krankenkassen allgemein wieder auf unter 10%, in Betrieben auf nur vereinzelt noch bis zu 15% (Kreis Frankenberg). Auch der Schulbetrieb läuft wieder bis auf wenige örtliche bzw. klassenweise Ausnahmen. — Andererseits steigen mit der Epidemiedauer fallweise Rekonvaleszenzverzögerung, Erkrankungsrezidive und Komplikationen neben hauptsächlich Pneumonien jetzt u. a. gelegentlich auch eitrige Anginen und Adnexitiden. Nur hierbei wurde Krankenhausbehandlung erforderlich. Im übrigen wurde ärztliche Behandlung überschläglich nur in 40% aller Erkrankungen in Anspruch genommen. Bisher wurden 37 Todesfälle bei Personen bis 25 Jahre und die etwa vierfache Anzahl bei Älteren registriert.

KREY verliest einen Bericht von SIEGERT (Hygiene-Institut der Universität Marburg/Lahn): In der Zeit vom 5. bis 12. 8. 1957 waren von einer Bundeswehreinheit in Stärke von 150 Mann 60 Soldaten (= 40%) klinisch an Influenza erkrankt. Wir konnten damals bei den drei ersten Fällen das Influenzavirus Typ A/Asia/57 aus Rachenspülwässern isolieren. Unsere Typendiagnose wurde bald vom Welt-Influenza-Zentrum bestätigt. Von diesen 60 Kranken zeigten 54 (= 90%) in der Komplementbindung serologisch beweisende Titeranstiege, während 6 (= 10%) bei mehrmaligen Untersuchungen negativ reagierten. Die Untersuchungen, ob es sich bei diesen sechs Fällen um Infektionen anderer Genese gehandelt hat, sind noch nicht abgeschlossen. Von den nichterkrankten 90 Soldaten waren 48 (= 53%) ebenfalls serologisch positiv. Der Durchschnittstiter der latent Durchseuchten zeigte etwa die gleiche Höhe wie bei den klinischen Fällen. Bei dieser ersten Durchseuchungswelle waren also 40% der Personalstärke klinisch erkrankt und 32% latent durchseucht worden. Nach dem 12. 8. waren keine Neuerkrankungen in der Einheit mehr aufgetreten. Alle Angehörigen dieser Einheit wurden bis zum 17. 8. etwa zehn Tage lang in strenger Quarantäne gehalten.

Aus der Gruppe der 28% nichterkrankten seronegativen Soldaten konnten wir 21 bis zum gegenwärtigen Zeitpunkt verfolgen, insbesondere auch während des September und Oktober, als die Grippewelle die Zivilbevölkerung von Kassel erfaßt hatte. Von diesen 21 Mann erkrankte in der genannten Zeit nur ein einziger Soldat mit klinischen Symptomen, die serologisch bestätigt wurden. Andererseits hatten acht Soldaten (= 38%) die Infektion latent während der zweiten Epidemiewelle durchgemacht.

Bei der ersten Durchseuchungswelle waren also 40% klinisch manifest und 32% latent infiziert worden, d. h. der Durchseuchungsgrad der Einheit betrug 72%. Aus der bei der ersten Welle nicht durchseuchten Gruppe erkrankten bei der zweiten Seuchenwelle nur 4,8% klinisch manifest, während 38% aus dieser Gruppe latent durchseucht wurden. Die Gesamtzahl der Erkrankten betrug rund 42% und die der latent Durchseuchten 43%, d. h. die Grippe erfaßte etwa 85% der Einheit.

Höring glaubt nicht, daß die Todesfälle bei älteren Personen mit genügender Sicherheit gemeldet werden können. Die Differentialdiagnostik von Todesfällen im höheren Lebensalter zwischen chronischen Erkrankungen mit und ohne Grippebeteiligung ist sehr schwierig.

Hagen widerspricht dieser Ansicht und glaubt, daß die Meldung der Grippetodesfälle im Zusammenhang mit der Beobachtung der Gesamtmortalität der Bevölkerung hinreichend statistische Unterlagen ergibt.

Habernoll gibt eine epidemiologische Übersicht über die Ausbreitung der Grippe in der Bundesrepublik. Durch ein Rundschreiben des Herrn Bundesministers des Innern waren die Länder veranlaßt worden, Berichte einzureichen. In Bayern ist auch die Grippeerkrankung meldepflichtig, daraus ergeben sich interessante Einzelheiten über die Ausbreitung der Seuche. In der 38. Woche des Jahres stieg die Zahl der Krankheitsfälle plötzlich an. Im September wurden 260000 Fälle gemeldet mit 151 Toten. In der gesamten Berichtszeit starben in Bayern mehr als 600 Personen an Influenza! In Hamburg sind 40% der Bevölkerung an Grippe erkrankt gewesen. In Nordrhein-Westfalen starben bisher 208 Personen an Grippe. Obwohl also nicht in allen Ländern die Meldepflicht für Grippeerkrankungen eingeführt ist, zeigen die mitgeteilten Beispiele, daß man einen guten Einblick in die Seuchenbewertung erhält, wenn mit einigem Interesse und Bemühen solche Berichte zusammengestellt werden. Anschließend wird noch einmal die Altersverteilung für Morbidität und Mortalität diskutiert. Dabei berichtet Krey über die Beobachtung, daß in Hessen anfangs vornehmlich Kinder, im weiteren Verlauf der Epidemie zunehmend auch Erwachsene befallen wurden.

v. Oldershausen berichtet zur Frage „Schwere der Epidemie", daß allein in Concepcion (Chile) über 1000 Personen an der Grippe gestorben sein sollen.

Koehn bezweifelt die Aussage von Siegert über die Höhe der Morbidität. Dies sei wohl in geschlossenen Wohngemeinschaften wie Kasernen möglich, darf aber nicht auf die Gesamtbevölkerung übertragen werden. Diese Frage sei für die Beurteilung der Durchimmunisierung der Bevölkerung von entscheidender Wichtigkeit.

In der folgenden Diskussion über die Höhe der Durchseuchung ist man sich über die Höhe des Befalles der Gesamtbevölkerung nicht einig. Die Mehrzahl der Teilnehmer ist der Auffassung, daß doch durchschnittlich eine Morbidität von 40 bis 50% erreicht sei.

Krey meint, daß die Durchseuchung heute wahrscheinlich noch höher sei, weil die Mitteilung von Siegert vom 1. November 1957 schon im September abgeschlossen worden sei.

Raettig: Der Durchseuchungsgrad der Bevölkerung ist nicht allein für den Immunitätsgrad verantwortlich. Es ist notwendig, den Zeitfaktor zu berücksichtigen. Da nach den bisherigen epidemiologischen Beobachtungen die Immunität nur einige Monate anhält, können erfahrungsgemäß Zweiterkrankungen vorkommen und neue Epidemien in Bevölkerungen ausbrechen, die vorher schon fast völlig durchseucht waren.

Höpken gibt zu bedenken, daß für neue Wellen der Seuche nicht nur die Immunitätslage entscheidend sei, sondern daß auch neue Virusvarianten die Immunität der Bevölkerung umgehen könnten.

Koehn hält dies für möglich; ein Stamm mit serologischer Abweichung wurde von ihm bereits gefunden.

Raettig stellt fest, daß die Frage „Kurze Immunität oder neue Virusvariante als Ursache zweiter Wellen" bisher noch nicht einhellig geklärt sei. In der folgenden Aussprache ist man sich darüber einig, daß eine Änderung der Antigenität und der Virulenz des Virus nicht von der Hand zu weisen sei, und daß man mit Sicherheit eine zweite Welle der Influenza erwarten könne.

Möbest erinnert daran, daß die serologisch gemessenen Antikörper nichts über die Immunität aussagen.

Höpken hält es dennoch für sinnvoll, laufend Stichprobenuntersuchungen durchzuführen und einen Antikörperkataster mit der Komplementbindungsreaktion aufzustellen.

Altevogt stellt zur Diskussion, ob und inwieweit die Komplementbindungsreaktion ein Bild über die Immunitätsverhältnisse der Bevölkerung gibt.

LIPPELT hat bei einer ungezielten Durchuntersuchung von 1200 Seren aus der Wassermann-Abteilung 65% positive serologische Titer in der Komplementbindungsreaktion festgestellt. Dieses Ergebnis stammt aus der Zeit vom 25. 10. bis 5. 11. 1957. Er hält die Komplementbindungsreaktion für einen guten Indikator zur Bestimmung der Durchseuchung.

DRESCHER weist auf die Ansicht von BURNET hin, daß ein Titer von 1 : 256 im Haemagglutinationshemmtest ein echter Ausdruck für die Immunität sei. In der folgenden Diskussion wird festgestellt, daß es aufschlußreich sei, einen serologischen Kataster mit der Komplementbindungsreaktion zu verschiedenen Zeitpunkten durchzuführen, um die Durchseuchungslage festzustellen. Auf Grund einer Bitte der Ländervertreter wird zugesagt, daß hinsichtlich der Aufstellung eines Katasters eine Empfehlung des Bundesgesundheitsamtes erfolgen soll.

Aus der Diskussion über die epidemiologische Situation wird gefolgert: Wenn auch keine direkten Beweise vorliegen können, die für ein Wiederauftreten der Grippe im Frühjahr sprechen, so ist nach den Erfahrungen bei anderen Epidemien zu erwarten, daß eine zweite Welle folgt. Es sollen Durchuntersuchungen stattfinden, um den Durchseuchungsstand von verschiedenen Bevölkerungsgruppen kennenzulernen. Die entsprechenden Empfehlungen sollen an die Länder weitergegeben werden. Aus den epidemiologischen Beobachtungen ist nicht abzulesen, daß sich der Erreger in der Virulenz verändert hätte, man soll aber die immer wieder gezüchteten Stämme miteinander vergleichen.

IV. Influenzaimpfstoffe und Schutzimpfungen

Impfstoffe und Impfungen

Von G. HENNEBERG

Zunächst ist über die Versuche mit passiver Immunisierung zu berichten. 1949 hat SMORODINCEV diese Methode eingeführt, die wir selbst nicht erprobt haben. Benutzt werden Pferde- oder Schafseren von Tieren, die mit mehreren Influenzavirustypen hoch immunisiert wurden.

Das Immunserum wird therapeutisch oder prophylaktisch lokal angewandt, indem es entweder flüssig als Aerosol versprayt oder als trockenes Pulver intranasal eingepustet wird. Auf der Konferenz in Opatija im September 1957 berichtete SMORODINCEV über gute Erfolge. Es ist geplant, in Zukunft noch andere Viren, vor allem die Adenogruppe, zur Immunisierung der Tiere mit heranzuziehen. Bei der Inhalationsbehandlung wurden keine unangenehmen Reaktionen beobachtet, allerdings wurden Allergiker und kleine Kinder ausgeschlossen. Bei frühzeitiger Anwendung nach Ausbruch einer Grippeerkrankung wird beim einzelnen Kranken beschleunigter Fieberabfall, Verkürzung der Krankheitsdauer und Verringerung der Komplikationen beobachtet. Bei prophylaktischer Anwendung soll die Morbidität auf ein Drittel zurückgehen.

Die Impfstoffe zur aktiven Immunisierung des Menschen sind in zwei Gruppen einzuteilen: Impfstoffe aus nicht vermehrungsfähigem, formalininaktiviertem Virus und Impfstoffe aus vermehrungsfähigem Virus.

In den USA wird formalininaktivierter Impfstoff in Massenproduktion hergestellt. Sechs Firmen sind lizenziert, und die Herstellung und Prüfung der Impfstoffe regelt sich nach Minimum Requirements. Es gibt monovalente Impfstoffe, die mindestens 400 CCA/cm³ des A/Asia/57-Virus enthalten und polyvalente Impfstoffe, die aus vier Stämmen mit zusammen 1000 CCA/cm³ zusammengesetzt sind und mindestens 200 CCA/cm³ A/Asia/57 als Anteil besitzen. Das Virus wird mit Formaldehyd inaktiviert, so daß 0,05% Formalin im Endprodukt vorhanden sind. Es wird deshalb von einem „killed"-Impfstoff gesprochen. Außerdem wird ein Konservierungsmittel zugesetzt.

Die früheren Erfahrungen haben gezeigt, daß der Impfstoff nur wirksam ist, wenn er den epidemieeigenen Stamm enthält. Aus früheren Epidemien isolierte Stämme haben sich als wirkungslos erwiesen. Wichtig ist weiter die Phase, in der das Virus vorliegt; wahrscheinlich ist die Q-Phase zur Impfstoffherstellung ungeeignet. Auch die Quantität des Antigens ist wichtig. Frühere Impfstoffe mit 50 bis 200 CCA/cm³ haben sich als nicht genügend wirksam erwiesen. Aus den USA liegen die ersten Erfolgsmeldungen vor. Bei Soldaten wurde die Morbidität nach einer subkutanen Impfung von ein- bis zweimal 400 CCA günstig beeinflußt. Die Antikörpertiter steigen nach der Impfung wie nach einer Erkrankung an. Der Schutz tritt zehn Tage nach der Impfung ein. — Eine interessante Einzelbeobachtung: In Berlin wurde in einer USA-Einheit durch die Impfung eine größere Anzahl von Erkrankungen provoziert. Später erkrankten keine Impflinge mehr.

Durch Zusatz eines Depotmittels zum Impfstoff ist es möglich, die Antigenwirkung zu potenzieren und erhöhte Antikörpertiter zu erzielen. Den Wirkungsmechanismus eines Adsorbatimpfstoffes kann man sich so vorstellen, daß das Virus in anderer Menge, in anderem Rhythmus und in anderer Dauer dem Organismus zugeführt wird als bei dem Impfstoff ohne Adsorbens. Damit soll die Art der Antigeneinwirkung derjenigen beim Ablauf einer Infektionskrankheit ähneln. Bei der Depotwirkung handelt es sich um eine Resorptionszügelung, da das Virus nur allmählich aus dem Depot desorbiert wird. Entscheidend für Depotimpfstoffe ist, wieviel Virus am Depotmittel adsorbiert ist und wieviel in der wäßrigen Phase vorliegt. Um das Depot bildet sich eine bindegewebige „Kapsel", das Depot selbst wird von Zellen durchwachsen.

Wir bevorzugen zur Impfung Depotimpfstoffe, weil wir experimentell nachweisen konnten, daß eine langsame etwa drei Wochen anhaltende Zufuhr einer bestimmten wirksamen Antigenmenge eine optimale Immunisierung und sehr hohe Antikörpertiter erreicht.

HERZBERG führte schon 1944 das Aluminiumhydroxyd bei der Influenzavakzine ein. Aluminiumphosphat wird in letzter Zeit abgelehnt. Öle in Verbindung mit Emulgatoren als Depotmittel wurden bei anderen Impfstoffen erprobt. Bei einem Influenzaimpfstoff mit Typ A/Asia wurde dies noch nicht versucht.

Impfstoffe aus vermehrungsfähigem, nicht inaktiviertem Virus benutzt SMORODINCEV seit 1937. Die Lebendvakzine wird aus unschädlichen, selektierten Stämmen hergestellt und durch Versprayung auf die oberen Luftwege aufgebracht. Es wird über eine Herabsetzung der Morbidität um mehr als das Dreifache berichtet. Antikörperanstiege um mehr als das Vierfache werden bei über 50% der Impflinge beobachtet. Nach der Impfung treten im Zytoplasma des Flimmerepithels oxyphile Einschlußkörperchen auf, die SMORODINCEV als Beweis für die immunogene Eigenschaft der Vakzine auffaßt. Bei Massenimpfungen wird der Impfstoff entweder flüssig oder pulverisiert versprayt. BELIAN hat in der sowjetischen Besatzungszone Deutschlands diese Impfmethode mit dem A/Asia/57-Virus erprobt. Dabei hat er aus Vorsichtsgründen ein formalininaktiviertes Virus benutzt. Den ersten Berichten nach sollen die Impfergebnisse gut gewesen sein. Im Robert Koch-Institut haben wir einen Impfstoff entwickelt, der mit Phenol versetzt ist und nach anderthalb Monaten noch lebendes Virus enthält.

Die Impfstoffprüfung liegt in Deutschland im argen, weil es keine offiziellen Prüfungsvorschriften gibt. Man hat sich daran gewöhnt, im Meerschweinchen die Antigenität des Antigens zu prüfen und verlangt einen mindestens vierfachen Titeranstieg im Serum der Tiere. Nach den Minimum Requirements für die Impfstoffherstellung in den USA wird die Inaktivierung des Virus durch intranasale Impfung bei Mäusen und die Wirksamkeit im Mäuseschutztest geprüft. Die Laufzeit der USA-Vakzine beträgt 18 Monate. Es werden 1,0 ml, bei Kindern 0,5 ml, subkutan gegeben. In der UdSSR werden die Lebendimpfstoffe jeweils für jede Charge mit 50 Personen (Freiwilligen) auf Unschädlichkeit und Wirksamkeit getestet. Diese Prüfung eines Impfstoffes am Menschen ist nach unserer Auffassung nicht tragbar.

Über A/Asia/57-γ-Aluminiumoxyd-Impfstoffe

Von J. DRESCHER

Da mit der Mehrzahl der zur Verfügung stehenden Impfstoffe das Ziel einer möglichst vollkommenen und lang anhaltenden Immunität nicht erreicht werden kann, stellt die Verbesserung der Impfstoffqualität ein seit langer Zeit vielfach bearbeitetes Problem dar. Auf diesem Wege hat uns die Entwicklung der sogen. Depotimpfstoffe, d. h. der Zusatz schwer resorbierbarer, oberflächenaktiver Stoffe zum Antigen oder die Verwendung von Antigensuspension-Mineralöl-Emulsionen einen guten Schritt voran gebracht. Als Maß für die durch den Depotmaterialzusatz bewirkte Antigenwirkungssteigerung sieht man die Relation der Antikörperbildung an, die nach Impfung mit der gleichen Antigenmenge, einmal mit und einmal ohne Depotmaterial, auftritt. Die durch den Depotmaterialzusatz erzielbare Antigenwirkungssteigerung steht bei den üblichen Impfstoffen in unbekannter Beziehung zum Impfstoffaufbau. So findet z. B. PRIGGE bei Diphtherietoxoid-Aluminiumhydroxyd-Impfstoffen, daß Impfstoffe, die die gleiche Antigenart, Antigenkonzentration, Depotmaterialart und Depotmaterialkonzentration enthalten, völlig unterschiedliche Wirksamkeit aufweisen können und in der Mehrzahl der Fälle auch aufweisen.

Aus der Tatsache, daß bei den bisher üblichen Depotimpfstoffen keine reproduzierbare Beziehung zwischen Impfstoffaufbau und Impfstoffwirksamkeit besteht, folgt, daß die übliche Kennzeichnung der Impfstoffzusammensetzung durch die Angabe, welche Antigen- und Depotmaterialkonzentration vorliegt, nicht ausreicht, um diejenigen Faktoren des Impfstoffaufbaues zu erfassen, von denen die Impfstoffwirksamkeit abhängt.

Nach Untersuchungen von HENNEBERG, FARAGO u. a. ist der Verlauf der Virusresorption aus Depotimpfstoffen die maßgebliche Größe für deren Wirksamkeit. Da angenommen werden muß, daß der Verlauf der Antigenresorption für das adsorbierte Antigen anders ist als für das nicht adsorbierte, ergibt sich die

Notwendigkeit, Depotimpfstoffe zu verwenden, bei denen die Gesetzmäßigkeit der Antigenadsorption und Antigendesorption genau bekannt ist.

Bei der Verwendung von Aluminiumhydroxyd, der am häufigsten benutzten Depotmaterialart, ist es unmöglich, die molare Oberflächengröße der Präparate, die von entscheidendem Einfluß auf die Antigenadsorption und damit auch auf die Impfstoffwirksamkeit sein muß, auch nur annähernd mit der erforderlichen Genauigkeit zu bestimmen.

Als Depotmaterial verwenden wir daher γ-Aluminiumoxydpräparate bestimmter Herstellungsart, deren molare Oberflächengröße genau bekannt und in erwünschter Weise variabel ist. Unsere γ-Aluminiumoxydpräparate besitzen molare Oberflächengrößen von 40500 bzw. 62300 m²/Mol, was einer Primärteilchengröße von 40,6 bzw. 26,4 Å entspricht.

Unter Verwendung von γ-Aluminiumoxydpräparaten wurde zunächst die Gesetzmäßigkeit der Virusadsorption untersucht. Hierbei erwies es sich als unbedingt erforderlich, Methoden zur Viruskonzentrationsbestimmung zu entwickeln, die eine so geringe Fehlerbreite besitzen, daß eine zahlenmäßige, reproduzierbare Erfassung der Adsorptionsgesetzmäßigkeit möglich wird. Diese Bedingungen werden von dem im Robert Koch-Institut ausgearbeiteten photometrischen Viruszählverfahren erfüllt, welches die unterschiedliche Reaktionsfähigkeit der Erythrozytenpräparate gegenüber dem Virus berücksichtigt und daher eine größere Genauigkeit (Fehlerbreite etwa ±5%) als andere Verfahren erreicht.

Faßt man einen Depotimpfstoff als Adsorptionssystem auf, so kennt man dessen Zusammensetzung, wenn man die Beziehungen zwischen den Bestimmungsgrößen des Systems (d. h. Faktoren, von denen der Zustand des Systems abhängt) angeben kann. In dem genannten Adsorptionssystem liegen folgende Bestimmungsgrößen vor:

1. Die Größe der adsorbierenden Oberfläche.
2. Die Menge des Adsorbens.
3. Das Volumen der Impfstoffwasserphase.
4. Die Konzentration des Antigens vor der Adsorption.
5. Die Konzentration des Antigens in der Impfstoffwasserphase nach Einstellung des Adsorptionsgleichgewichtes.
6. Die Menge des adsorbierten Antigens.
7. Die im System insgesamt vorhandene Antigenmenge.
8. Die Temperatur.
9. Die Anwesenheit von Stoffen, die die Antigenadsorption beeinflussen.
10. pH-Wert und Molarität der Wasserphase.

Die Beziehungen zwischen den genannten Bestimmungsgrößen wurden experimentell untersucht und folgende Resultate erhalten:

Zur Einstellung des Adsorptionsgleichgewichtes, dessen Erreichung die Voraussetzung zur experimentellen Untersuchung der Adsorptionsgesetzmäßigkeit ist, müssen die Impfstoffe mindestens 20 min lang maschinell geschüttelt werden. Wird nicht ausreichend geschüttelt, so tritt keine Einstellung des Adsorptionsgleichgewichtes ein, selbst nicht bei Aufbewahrung über sieben Tage.

Ein Beispiel derartiger Versuche ist in Abbildung 17 angegeben. In einer Reihe gleichartiger Versuchsansätze wurde in abgestuften Zeitabständen die Größe der jeweils adsorbierten Virusmenge untersucht, wobei einmal keine Durchmischung des Systems vorgenommen (untere Kurve) und einmal 20 min lang maschinell geschüttelt wurde (obere Kurve). Aus der Abbildung ist ersichtlich, daß ohne ausreichende Durchmischung des Systems keine Einstellung des Adsorptionsgleichgewichtes stattfindet.

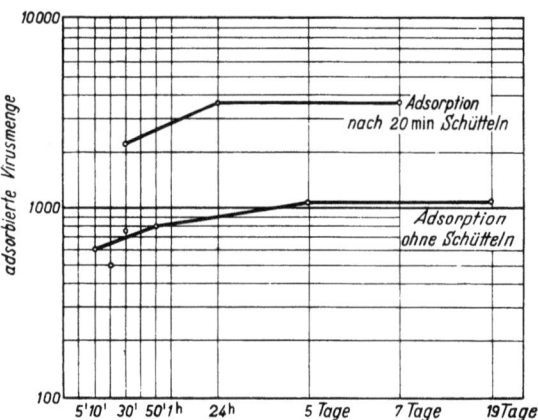

Abb. 17. Adsorbierte Virusmenge in gleichartig zusammengesetzten Adsorptionssystemen als Funktion der Zeit. Die Aufbewahrung erfolgte bei 4° C. Untere Kurve: Adsorption im nicht durchmischten System. Obere Kurve: Adsorption im ausreichend durchmischten System. Die Zunahme der Adsorption in der Zeit von 30 Minuten bis 24 Stunden ist hier auf die Nachadsorption zu beziehen

Für das im Gleichgewichtszustand befindliche System Influenzavirus-γ-Aluminiumoxyd wurde die Gültigkeit der *Freundlich*schen Adsorptionsisotherme nachgewiesen und ihre Konstanten ermittelt. Abbildung 18 zeigt Beispiele derartiger Versuche. Trägt man logarithmisch die pro m² Oberfläche des Adsorbens (o) adsorbierte Virusmenge als Funktion des Logarithmus der Virusgleichgewichtskonzentration in der Wasserphase auf, so erhält man eine Gerade, aus deren Verlauf die Größe der Konstanten der *Freundlich*schen Adsorptionsisotherme entnommen werden kann. Bezieht man die adsorbierte Virusmenge nicht auf die Oberfläche des Adsorbens, sondern auf dessen Menge (m), so resultieren bei Ver-

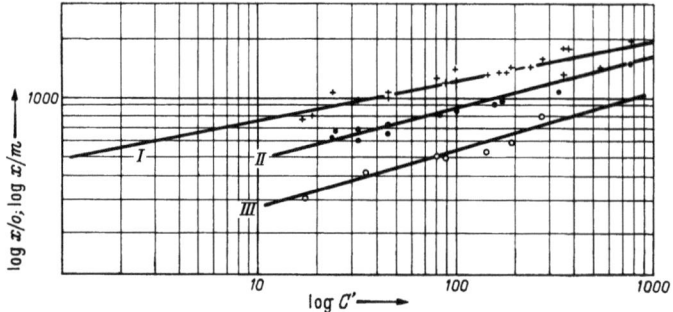

Abb. 18. Adsorptionsisotherme für Adsorption von PRg Influenzavirus an γ Aluminiumoxyd. Kurve I: $\log x/o = f(\log c')$; Kurve II: $\log x/m = f(\log c')$ für molare Oberfl. d. AL_2O_3 von 62 300 m²; Kurve III: $\log x/m = f(\log c')$ für molare Oberfl. d. AL_2O_3 von 40 500 m². x adsorbierte Virusmenge, O Oberfl. d. Adsorbens, c' Gleichgewichtskonzentration i. d. Wasserphase

wendung von Adsorbentien unterschiedlicher molarer Oberflächengröße unterschiedliche Adsorptionsisothermen. Unabhängig von der Menge des im Versuch vorliegenden Adsorptionsmittels erhält man jedoch stets die gleiche Adsorptionsisotherme, wenn man die adsorbierte Virusmenge auf die Oberfläche des Adsorbens bezieht. Hieraus folgt, daß für die Virusadsorption c. p. die Oberfläche des Adsorbens und nicht dessen Menge maßgeblich ist. Die formelmäßigen Beziehungen zwischen den genannten Bestimmungsgrößen des Adsorptionssystems „Depotimpfstoff" wurden ermittelt. War es somit möglich, Impfstoffe mit bekannter Zusammensetzung herzustellen, so wurde in der Folgezeit versucht, die Beziehungen zwischen Impfstoffaufbau und Impfstoffwirksamkeit zu erfassen.

Da der Verlauf der Antigenresorption die maßgebliche Größe für die Depotimpfstoffwirksamkeit darstellt, wurden einmal die Beziehungen zwischen Depotimpfstoffaufbau und dem Verlauf der Virusresorption und zum anderen die Beziehungen zwischen Antigenzufuhr und Antikörpertiterverlauf ermittelt, um durch Kombination dieser Versuchsergebnisse zu Aussagen über die Beziehungen zwischen Impfstoffaufbau und Impfstoffwirksamkeit zu gelangen.

Da angenommen werden mußte, daß der Verlauf der Virusresorption eine Abhängigkeit vom Verlauf der Resorption des Adsorbens aufweist, wurde zunächst die Beziehung zwischen dem Aufbau von Depotimpfstoffen und dem Verlauf der γ-Aluminiumoxydresorption untersucht. Es wurde gefunden, daß man diesen Vorgang in zwei Phasen einteilen kann: Innerhalb der ersten Phase, die etwa die

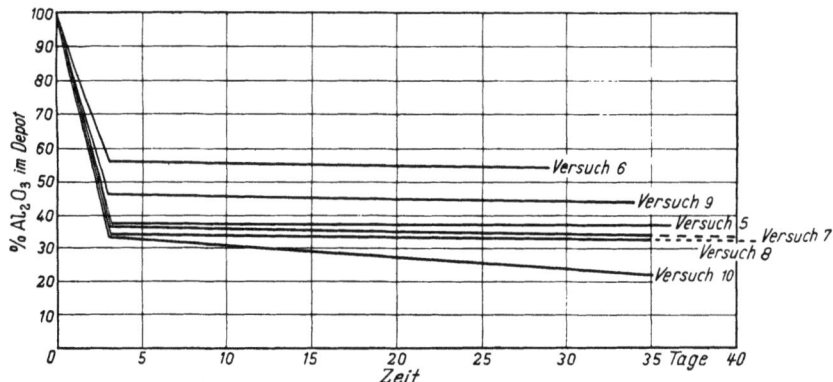

Abb. 19. Einfluß der Virusbehandlung der Oberfläche des Adsorbens auf die Resorption. Verlauf der γ-Aluminiumoxydresorption aus PR 8 Influenzavirus-γ-Aluminiumoxyd-Impfstoffen, die Meerschweinchen s. c. injiziert wurden. Die injizierte γ-Aluminiumoxydmenge wird gleich 100% gesetzt und die in den Depots nach unterschiedlicher Liegezeit im Tier wiedergefundene γ-Aluminiumoxydmenge auf diesen Wert bezogen. In den angeführten Versuchen wurden Impfstoffe geprüft, die sich nur in der Beladung der Oberfläche des Adsorbens mit Virus unterscheiden (z. B. Versuch 6: 217 Viruseinheiten/m² Oberfläche und in Versuch 10: 135 Viruseinheiten/m² Oberfläche)

drei der Injektion folgenden Tage umfaßt, kommt es zur Resorption eines erheblichen Anteiles des injizierten Materials, deren Ausmaß von der Beladung der Oberfläche des Adsorbens mit Virus und in geringerem Umfang auch von der Masse des Adsorbens und vom Volumen des injizierten Impstoffes abhängt. In der sich daran anschließenden zweiten Phase bleibt der γ-Aluminiumoxydgehalt der Depots dann über längere Zeit nahezu konstant, während der Virusgehalt laufend abnimmt (siehe Abb. 19).

Es wurde eine Methodik ausgearbeitet, die es gestattet, den Virusgehalt in exstirpierten Adsorbatimpfstoffdepots zu bestimmen. Unter Benutzung dieser Methodik wurde der Verlauf der Virusresorption im Meerschweinchenversuch in Abhängigkeit von der Depotimpfstoffzusammensetzung geprüft. Es wurde ge-

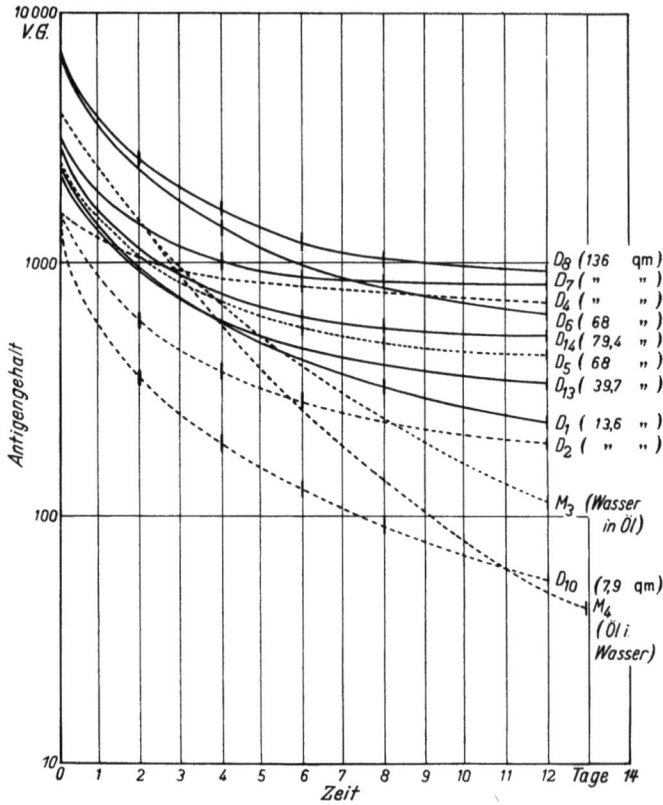

Abb. 20. Verlauf der Virusresorption aus γ-Aluminiumoxyd-Impfstoffen, die Meerschweinchen s. c. injiziert wurden. Ordinate: Virusgehalt im Depot. Abszisse: Liegezeit der Depots im Tier. Die Ordinate ist logarithmisch geteilt. Die Angabe qm in Klammern ist die pro m² Impfstoff vorhandene Oberfläche γ-Aluminiumoxyd

funden, daß der Verlauf der Virusresorption in sehr erheblichem Ausmaß von der Beladung der im Impfstoff enthaltenen Oberfläche des Adsorbens mit Virus abhängt (siehe Abb. 20).

Die Beziehungen zwischen dem Verlauf der Virusresorption und dem Antikörpertiterverlauf wurden im Meerschweinchenversuch geprüft. Diese Untersuchungen führten zu folgenden Ergebnissen:

1. Zur Erzielung eines maximalen, d. h. durch beliebige Steigerung der Antigenreizstärke nicht mehr zu erhöhenden Antikörpertiterverlaufes ist es erforderlich, einen Antigendauerreiz bestimmter Mindeststärke (100 V. M./Tag) für eine bestimmte Mindestzeit (16 Tage) einwirken zu lassen. Die Antigendauerreizstärke,

die gerade zur Erzielung des maximalen Antikörpertiterverlaufes ausreicht, wird als maximale Reizstärke bezeichnet, größere Antigendauerreize werden supramaximale Reize, kleinere Antigenreize submaximale Reize genannt.

2. Das Setzen supramaximaler Antigenreize hat keinen Einfluß auf die Antikörperbildung und vermag nicht das Setzen submaximaler Reize zu kompensieren.

3. Durch submaximale Antigendauerreize kann der maximale Antikörpertiterverlauf prinzipiell nie erreicht werden, desgleichen nicht durch Antigeneinzelreize beliebiger Stärke.

In Abbildung 21 sind Beispiele für die genannten Versuche angegeben. Die Antikörperkonzentration wird hier in Hemmstufen gemessen. In Versuch P1, P2 und PAC wird der maximale Antikörpertiterverlauf erhalten, die Antikörperbildung in diesen Versuchen stimmt nahezu überein, obwohl in Versuch PAC und

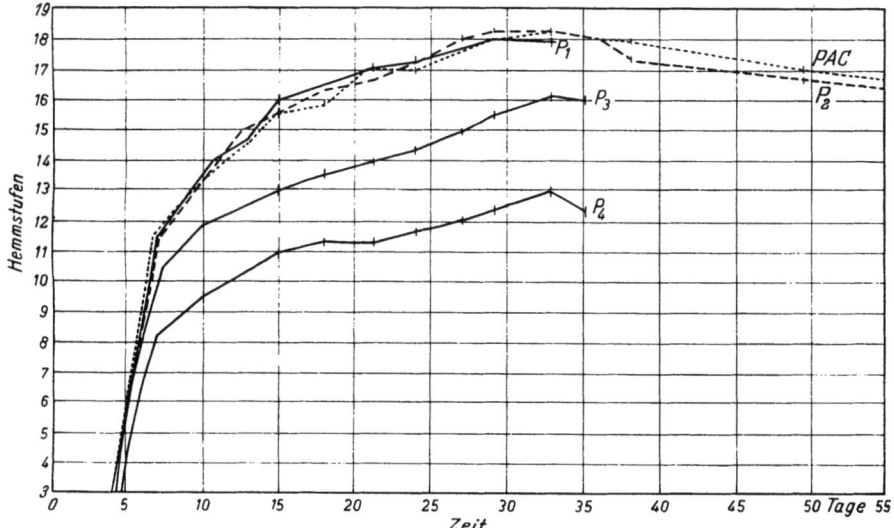

Abb. 21. Antikörperbildung im Meerschweinchenversuch in Abhängigkeit von der Stärke der gesetzten Antigendauerreize (PR 8 Influenzavirus). Ordinate: Gehalt an spezifisch hemmenden Antikörpern, ausgedrückt in Hemmstufen. Abszisse: Zeit seit Versuchsbeginn. Die in den Versuchen benutzte Antigenreizstärke: Versuch PAC: 120 V. M./Tag. Versuch P2: 110 V. M./Tag. Versuch P1: 100 V. M./Tag. Versuch P3: 50 V. M./Tag. Versuch P4: 30 V. M./Tag

P2 eine wesentlich größere Antigendauerreizstärke als in Versuch P1 verwendet wurde. In Versuch P3 und P4 liegen submaximale Reizstärken vor, die eine entsprechend geringere Antikörperbildung zur Folge haben.

Die für die Beziehungen zwischen Impfstoffaufbau und dem Verlauf der Virusresorption erhaltenen Aussagen wurden mit den Ergebnissen der Untersuchungen über die Beziehungen zwischen Antigenzufuhr und Antikörperbildung kombiniert und Aussagen über die Beziehungen zwischen Impfstoffaufbau und Impfstoffwirksamkeit erhalten.

In Abbildung 22 sind im Meerschweinchenversuch erhaltene Antikörpertiterverläufe für das Virus A/Asia/57 enthaltende Impfstoffe angegeben. Ein im Robert Koch-Institut nach den dargelegten Gesichtspunkten hergestellter γ-Aluminiumoxydimpfstoff ergibt dabei z. B. nach einmaliger Injektion im Durchschnitt Antikörpertiterwerte von 30000 A. G., während zum gleichen Zeitpunkt nach zweimaliger Injektion eines im Handel befindlichen Aluminiumhydroxyd-Adsorbat-Impfstoffes, der annähernd die gleiche Virusmenge enthält, die Antikörperkonzentration nur 700 Einheiten beträgt.

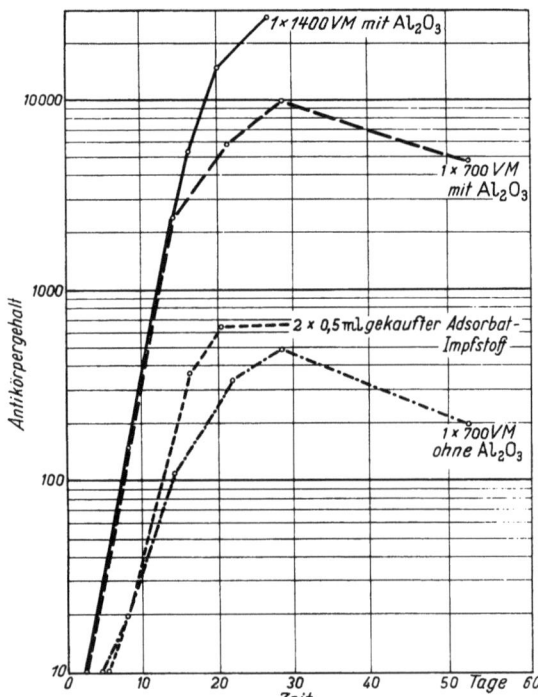

Abb. 22. Antikörperbildung im Tierversuch nach Injektion von A/Asia/57-Virusimpfstoffen

Auf Grund unserer Ergebnisse kann gesagt werden, daß man eine optimale Antikörperbildung nur mit Impfstoffen erzielen kann, deren Zusammensetzung genau bekannt ist, und bei deren Aufbau die dargelegten Grundsätze berücksichtigt werden. Die Fehler, die beim Aufbau des Impfstoffes gemacht werden, kann man nicht dadurch kompensieren, daß man häufige Injektionen vornimmt. Gerade für die praktische Durchführung von Impfungen wird es ein Vorteil sein, nur eine Injektion pro Impfling vornehmen zu müssen.

Mit dem Impfstoff des Robert Koch-Institutes wurden bisher 46 Menschen geimpft. Die hier registrierte Antikörperbildung beträgt im Durchschnitt das zwanzigfache der Werte, die aus der Literatur über die Impfresultate mit im Handel befindlichen A/Asia/57-Impfstoffen bekannt sind.

Diskussion

Kochs erfuhr, daß das russische Immunserum sich als Therapeutikum, also nach ausgebrochener Erkrankung, bestens bewährt hat, daß es aber prophylaktisch gegeben versagt. Die in Berlin mit amerikanischem Impfstoff geimpften USA-Soldaten und ihre Angehörigen zeigten nach der Impfung eine deutliche Provokation, aber nach der Erkrankung der provozierten Fälle traten nur noch 2% weitere Erkrankungen auf. Unter den Nichtgeimpften traten wesentlich mehr Krankheitsfälle auf als unter den Geimpften.

Raettig berichtet über mündliche Informationen, nach denen die Impfung mit Aerosolen aus formalininaktivierten Impfstoffen in vergleichenden Untersuchungen (in Bergwerken) einen guten Erfolg gehabt haben sollen.

Henneberg schneidet die Kostenfrage an. Dazu bemerkt Krey, daß die Impfung im Kreis Dillenburg als zu teuer gescheitert sei, und daß Impfstoffe offenbar nicht in genügender Menge zur Verfügung standen.

Henneberg fordert, daß die Indikationen zur Impfung genau zu stellen seien, daß Massenimpfungen nicht möglich und auch nicht beabsichtigt seien. Impfungen müßten auf besonders gefährdete Gruppen beschränkt bleiben.

Höring stellt fest, daß von 30 Krankenschwestern seiner Abteilung sich nur sieben auf Aufforderung zur Impfung bereit gefunden haben.

Schweinsberg greift die Frage auf, ob es möglich sei, einen Impfstoff mit vermehrungsfähigem Virus, wie ihn das Robert Koch-Institut vorschlägt, in den Handel zu bringen. Ist dieses Verfahren wirklich ungefährlich?

Henneberg stellt fest, daß in dem Aluminiumoxyd-Impfstoff durch Ablagerung die Infektiosität des Virus zurückgeht. Es muß diskutiert werden, ob ein nicht inaktivierter Impfstoff als Handelsprodukt möglich ist. Es ist aber erwiesen, daß sich das Influenzavirus im Depot nach der Injektion nicht mehr vermehrt (das Virus befindet sich in der D-Phase), und es ist seit zehn Jahren bewiesen, daß das Virus s. c. appliziert für den Organismus nicht pathogen ist. (Lippelt bestätigt die Apathogenität dieser Phase der Influenzaviren). Henneberg schlägt den Behringwerken vor, einen monovalenten Impfstoff mit einem A/Asia/57-Stamm aus dem Beginn der Epidemie und einem jüngst isolierten Stamm herzustellen. Es sollten Mindestforderungen für die Impfstoffherstellung aufgestellt werden. Raettig stellt die Frage, wie sich die s.c. Impfung voraussichtlich auf die Immunität auswirken wird. Durch die Antikörpererhöhung wird sich die Schwere der Erkrankung mildern, und Mortalität und Letalität werden gesenkt werden. Es wird deshalb vorgeschlagen, vorzugsweise diejenigen Altersklassen zu impfen, die mit einer besonderen Sterblichkeit belastet sind.

Henneberg weist noch einmal auf die therapeutischen Möglichkeiten mit Pferdeimmunserum hin. In desolaten Fällen sollte man in der Klinik von dieser Möglichkeit Gebrauch machen. — Es ist anzunehmen, daß durch die Impfung eine höhere Immunität erzielt wird als durch eine milde Spontaninfektion.

Hagen: Nach allem, was bisher über die Influenzaimpfung gesagt wurde, sind wir positiver eingestellt und werden die Impfung als Schutzmaßnahme empfehlen. Die Entwicklung der Impfstoffe sollte weiter gefördert werden.

Wolff berichtet, daß nach einer Umfrage in Betrieben sich kein großes Interesse für eine allgemeine Impfung ergeben habe. Wenn also eine aktive Immunisierung mit Aerolisierung möglich ist, wäre dies ein praktisch wichtiger Fortschritt.

Das Thema IV wird zusammengefaßt:

Die Wertigkeit der Impfstoffe muß weiter verbessert werden. Dies ist sowohl durch geeignete Auswahl der Antigene, als auch durch genügende Quantität der Antigene zu erreichen. Eine Propagierung von Impfungen ist erst dann möglich, wenn die Qualität der Impfstoffe gesteigert ist und ihre Wertbemessung festliegt, wie dies nach den Experimenten des Robert Koch-Institutes geschehen kann. Grundsätzlich muß der Impfstoff unschädlich und wirksam sein. Die Unschädlichkeit steht bei den formalinabgetöteten Impfstoffen außer Frage. Die Wirksamkeit dieser Impfstoffe wird nach den bisherigen Erfahrungen derjenigen an Impfstoffen aus abgetöteten Viren entsprechen. Durch die neuen Untersuchungen im Robert Koch-Institut scheint eine Steigerung der Wirksamkeit der Impfstoffe möglich zu sein.

W. Büxenstein GmbH., Berlin

If you have any concerns about our products,
you can contact us on
ProductSafety@springernature.com

In case Publisher is established outside the EU,
the EU authorized representative is:
**Springer Nature Customer Service Center GmbH
Europaplatz 3, 69115 Heidelberg, Germany**

Printed by Libri Plureos GmbH
in Hamburg, Germany